ANATOMÍA & MASAJE DEPORTIVO

肌筋膜
徒手按摩解剖書

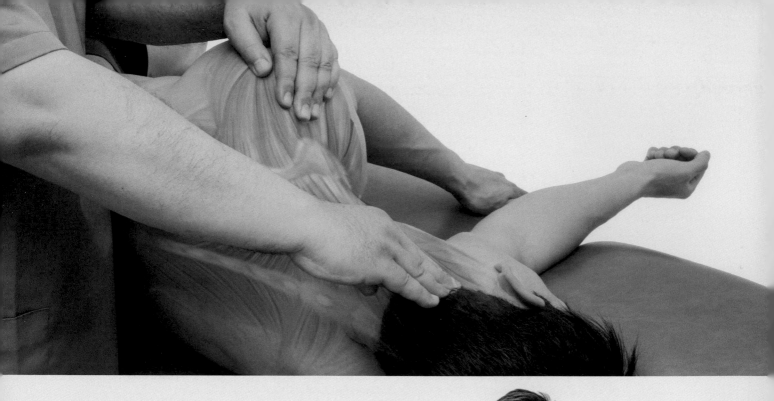

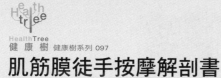
HealthTree 健康樹系列 097

肌筋膜徒手按摩解剖書

5大部位×10種手法×7道程序，紓解運動疲勞＆提升競技表現的終極按摩法
ANATOMÍA & MASAJE DEPORTIVO

作　　　者	約瑟·馬爾默·艾斯帕夏（Josep Mármol Esparcia）、 埃爾圖·亞克梅特·卡拉斯科（Arturo Jacomet Carrasco）
譯　　　者	李家蘭
封 面 設 計	張天薪
內 文 排 版	菩薩蠻數位文化有限公司
行 銷 企 劃	蔡雨庭·黃安汝
出版一部總編輯	紀欣怡

出 版 發 行	采實文化事業股份有限公司
業 務 發 行	張世明·王貞玉·林踏欣·林坤蓉
國 際 版 權	鄒欣穎·施維真
會 計 行 政	李韶婉·許俔瑀·張婕莛
印 務 採 購	曾玉霞
法 律 顧 問	第一國際法律事務所　余淑杏律師
電 子 信 箱	acme@acmebook.com.tw
采實粉絲團	https://www.facebook.com/acmebook01/

I S B N	978-986-94644-6-8
定　　　價	380元
初 版 一 刷	2017年11月
初 版 七 刷	2023年2月
劃 撥 帳 號	50148859
劃 撥 戶 名	采實文化事業股份有限公司
	10457 台北市中山區南京東路二段 95 號 9 樓
	電話：(02)2511-9798　傳真：(02)2571-3298

國家圖書館出版品預行編目資料

肌筋膜徒手按摩解剖書 / 約瑟.馬爾默.艾斯帕夏(Josep Marmol
Esparcia), 埃爾圖.亞克梅特.卡拉斯科(Arturo Jacomet Carrasco)作 ;
李家蘭譯. -- 初版. -- 臺北市 : 采實文化, 民106.11
　　面；　公分. -- (健康樹系列 ; 97)
譯自 : Anatomia y masaje deportivo
ISBN 978-986-94644-6-8(平裝)
1.肌筋膜放鬆術 2.按摩

418.9314　　　　　　　　　106006110

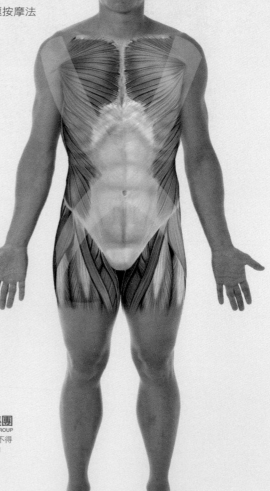

ANATOMÍA & MASAJE DEPORTIVO
© Copyright 2017 Editorial Paidotribo—World Rights
Published by Editorial Paidotribo, Spain
TEXT: Josep Mármol Esparcia and Artur Jacomet Carrasco
ILLUSTRATIONS: Myriam Ferrón
PHOTOGRAPHIES: Nos & Soto
Complex Chinese Translation Rights © ACME PUBLISHING CO., LTD, 2019 Printed in Spain

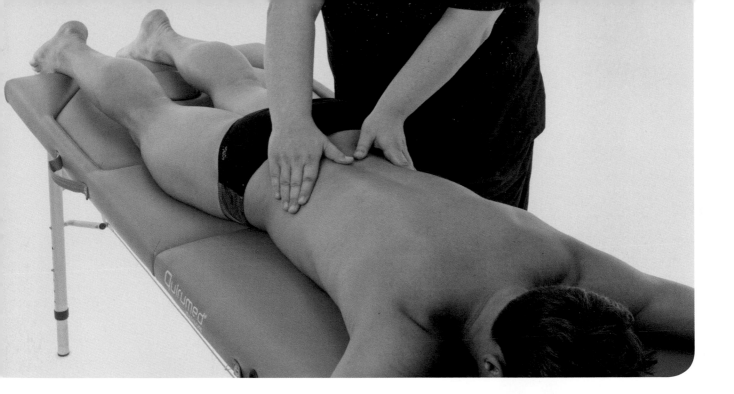

肌筋膜
徒手按摩解剖書

ANATOMÍA &
MASAJE
DEPORTIVO

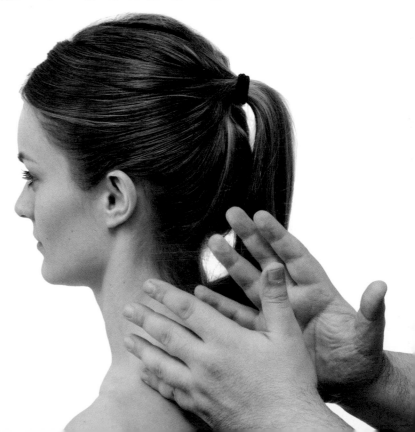

目錄

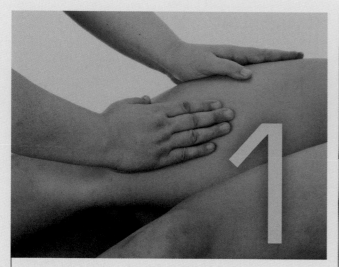 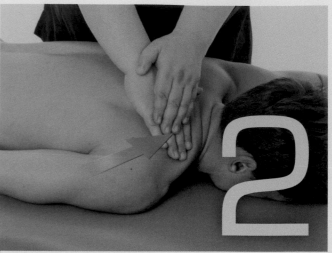

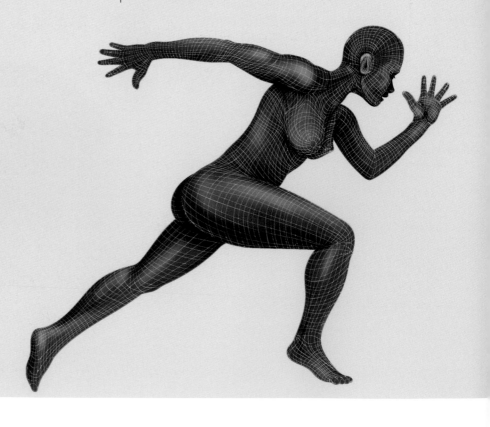

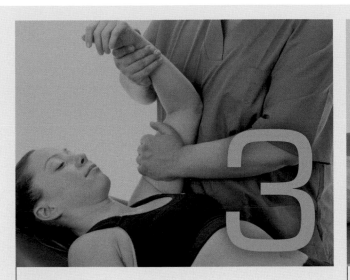

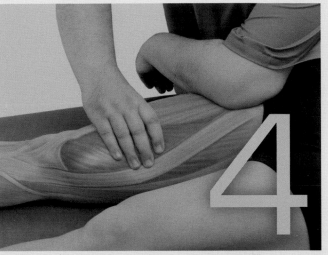

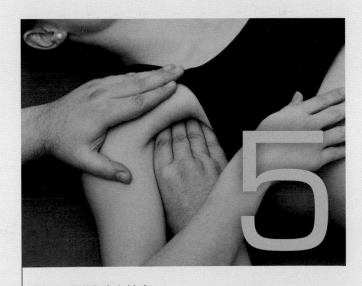

前言

運動按摩是一種徒手治療的護理方法,能有效預防傷害,有益健康,因此被專業運動員納為身體防護的重要方法之一。

給專業運動員和運動愛好者的按摩法

專業的按摩師能徒手診測身體狀況,以期促進血液循環、縮短身體的恢復期和避免身體組織受到傷害。一般而言,國家運動代表隊或職業運動員都會僱用專業人員,根據隊員個別狀況或配合隊伍的訓練方案定期按摩。反觀一般的業餘運動愛好者,無法立即享有這樣的好處,只有在身體出現不適時,才會尋求專業按摩治療師的幫助。

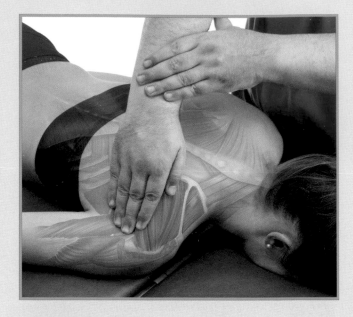

本書主旨

我們希望本書能成為運動員的保健利器。不論你是專業運動員或者一般愛好運動的民眾,我們將以專業人士的角度,幫助各位在運動上有所突破,不僅能提升運動表現,還能同時兼顧身心健康。因此,這不單是一本專業運動員必備的保健手冊,也是所有對於這門學問感到好奇的人,一定要閱讀的解惑指南。

本書從「肌筋膜」的概念出法,建構實用的徒手按摩法。此外,以整體的概念去理解全身的整體架構,包括其功能、姿勢和動作,以及不同部位的按摩效果。為了讓大家更容易學習,本書穿插許多彩色插圖、人體解剖圖、流程照和示範影片,來詳細展示各種不同的按摩法。

我們期盼《肌筋膜徒手按摩解剖書》一書,能幫助各位更進一步認識運動員所需的防護按摩,進而讓更多民眾喜愛運動,將運動視為日常生活的一部分,守護大家的身體健康。

教學示範影片

《肌筋膜徒手按摩解剖書》除了紙本內容外，另有超過 20 支的教學示範影片，
結合書的內容與實際操作演練，是一本最完整、最齊全的肌筋膜運動按摩書。

使用網站

登入網站 www.books2ar.net/pme/tw，
使用框內密碼完成免費註冊。

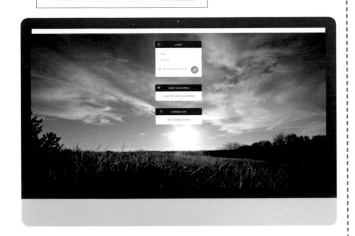

使用擴增實境（AR）

1. 通過以下方式下載 AR
   - www.books2ar.net/pme/tw
   - 掃一下 QR 碼

IOS 的 QR code　　　　　Android 的 QR code

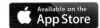　　　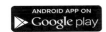

- 在您的 iOS 或 Android 行動裝置的程式商店尋找
「Anatomy & Sports Massage AR」

2. 用 App 掃描網頁上的標誌：

3. 觀賞教學示範影片

三步驟輕鬆觀賞影片

刮一刮　　　登入網站　　　完成註冊
　　　　　填寫密碼

三步輕鬆觀賞影片

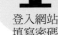

免費下載 App　　掃描圖案　　觀賞影片

教學示範影片
觀看方法

❶ 登入網頁、發現
標誌、立即觀看。

❷ 由 App 觀看影片
時，請先確認網
路流暢度。

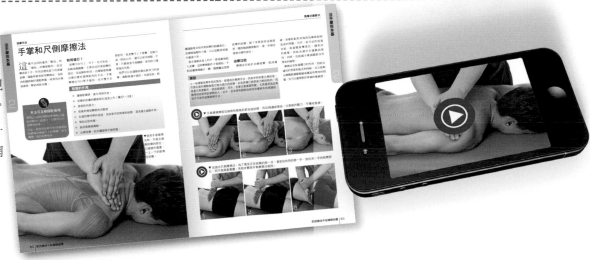

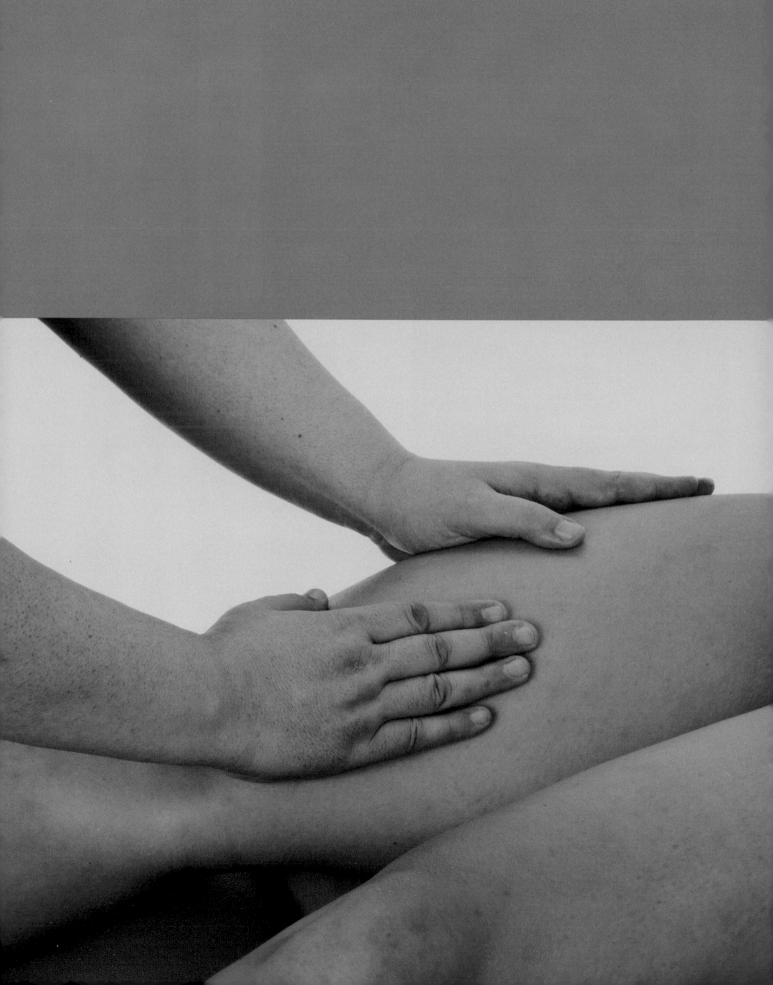

徒手按摩概述

1

第一章要介紹徒手按摩的最新方法：那就是強調治療師的職務並不限於處理身體的某一條筋膜線或某一個關節部位，而是要更懂得待人 —— 對待完完整整的一個人，也就是如何與按摩者溝通。我們會利用各種圖表向各位介紹按摩的作用機制和效果，幫助讀者更容易理解。

事實上，現在運動按摩再度受到矚目的原因，是因為其新的分類方法：以運動員的訓練或比賽過程為準，將按摩分成三個階段。第一，屬於單純的賽前按摩；第二，是正在比賽時需要進行的大範圍按摩；第三，則是賽後的按摩。其中，第三階段的按摩特別重要，它對於運動傷害的整治和復原，具有關鍵性的影響。

此外，本章亦會提出最新的研究資料和圖表，詳細介紹按摩對於身體、心理及情緒上的作用範圍與影響，以顯示按摩對於身心整合的重要性。

按摩面面觀

什麼是徒手按摩？

所謂的徒手按摩，是用手施力於皮膚，對組織提供機械性的刺激，藉以與神經系統發生作用，進而影響筋膜線、內臟器官和循環系統。然而，按摩的作用不局限於身體組織和關節，因為它以人為本，除了生理功能外，也要兼顧智力和情感方面的狀況。

按摩的定義

按摩是一種非語言的交流工具，也是一種溝通管道，主要用手來對待身體，且觸及一個人的整體。按摩具有強化身心的作用，有益健康。為此，按摩要因人而異，以被按摩者本身的身體活動情況為主，隨時進行調整。

每一種按摩之間主要以「症狀」做區別；另外一種分法，則是從「解剖學」的概念出發，注重所要處理的部位，而不是增加其使用的力量。因此，學習「觸診」是有必要的，必須先親手觸摸解剖構造，徒手認識需要治療的部位，才能藉由按摩按到正確的位置，獲得想要的治療結果。

按摩的作用範圍

我們可以用徒手按摩，逐步觸摸組織進行探察。新手治療師剛開始進行療程時要刻意探察，但經過一段時間後則會成為一種自然反應。受過訓練的治療師可以用手輕鬆探診敏感部位，並在沒有醫學禁忌的情況下揉動組織，促進該組織改變，獲得系統性或反射性的直接結果。

混合的按摩手法能促進體液流

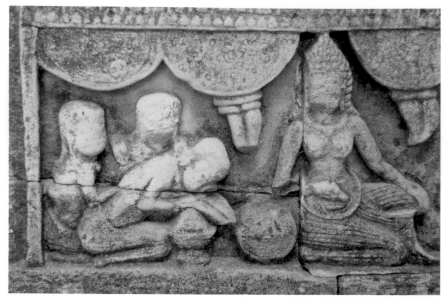

▲ 石雕上可見一個少女半趴著身子，正在接受背部按摩。西元 6 世紀，高棉帝國（柬埔寨）。

通，對於體能平衡與情緒穩定都有相當程度的正向幫助。也就是說，按摩可以對個人造成全面性的健康改善，而非單只有身體肌肉層面會得到幫助。

按摩的效果

若要讓徒手按摩的效果達到最大化，就必須做到「下手準確」和「步驟從簡到繁」，也就是說，要循序漸進的慢慢按摩。為了擴大按摩的好處，必須搭配跨學科的鍛鍊方案，例如在職業運動界，通常會搭配動作的再教育、飲食控制和提升生理與心理素質等，同步強化鍛鍊，以其達到按摩的最大效果。

▼ 這一雙手能治療別人的手。使用手指搓揉法，紓緩手掌筋膜過多的張力。

進行按摩治療不僅有助於穩定情緒，還可消除疲勞、緩解疼痛，但我們「…不可忘記按摩的成效來自許多方面的元素，息息相關、密不可分」（U. Stork & A. Hoffa〔1900〕）。

▼ 紓緩頭部僵硬的手法，能放鬆控制姿勢的肌肉和筋膜。拇指對顱部施加的力量要非常輕柔，其餘的手指支撐著頭顱。吐氣時，循著頭部平躺的方向，平穩地持續施予力量牽引頭部，接著在吸氣時慢慢放鬆。這個手法能讓被按摩者感到非常舒服，建議可在療程開始或結束時使用。

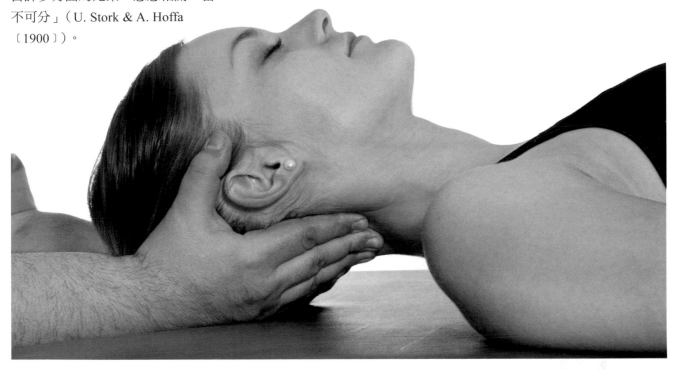

按摩的潛在機制

生物力學功效	物理功效	神經功效	情緒功效
在組織上施加機械性壓力	使組織和器官產生改變	反射刺激	增加身心意識
減少組織沾粘。	刺激淋巴和血液循環系統，進行排毒作用。	減少肌肉神經的刺激反應。	給予放鬆和舒暢的感覺。
減少肌肉和筋膜痙攣。	增加排尿量和改善腎臟過濾功能，排去老廢物質。	減少肌肉緊張或痙攣。	降低焦慮感。
增加關節的可活動範圍。	增加副交感神經的活動。	減少疼痛感。	幫助傷者恢復肢體的動作意象。
減少肌筋膜僵硬。	獲得身體的輕鬆和舒適感		提供精力充沛的感覺。
伸展和破壞結痂纖維組織。			

運動員的按摩

運動員的訓練過程中，需要盡可能提升訓練量，以享有良好的健康狀況，同時提升競賽成果表現。為了能在一定的時間內累積最多的訓練週期（鍛鍊－修復－過度補償），運動員需要縮短訓練週期中的修復期，如此，才能在最短的時間內將運動表現和成績提升到最高點。

而運動按摩是選手們最需要的體能恢復法，也是運動防護員最常使用的手法。這種按摩與體育運動息息相關，其以各種手法促進和提升運動員在生理和心理方面的表現，同時也具備預防受傷的功效。

運動按摩的方法，需視運動員本身的特質而定，也要知道運動員處於哪一個訓練或競賽階段以及從事哪一種運動。

運動按摩的進行次數以目的為準，大致可分為「放鬆」或「刺激」肌肉兩種。一般而言，按摩多半以放鬆為主，以非常非常慢的節奏按摩深層組織，尤其是在劇烈運動後進行。這種運用模式可以一面動手、一面觀察效果，逐步進行；要靜觀其變，待出現變化時再處理另一個部位，如此，才能確認上一個部位是否已經完全放鬆或恢復了。此外，持續按摩也有助於提高運動表現，同時激發神經，在競賽前事先促進肌骨功能，就視為一種預防性的按摩。

運動員規律性按摩的優點：

❶ 探察及發現敏感點和敏感部位。

❷ 放鬆習慣性的身體緊繃。

❸ 增進淋巴和血液循環，使細胞獲得更多養分。

❹ 使動作更流暢、不費力。

❺ 加速適應過度補償的現象。

❻ 降低疲勞和縮減訓練週期的修復期。

❼ 幫助身體恢復健康、強化心理素質、預防過度訓練和運動傷害。

❽ 提供整體性的身體放鬆。

❾ 有助於改善不良姿勢。

❿ 承受程度更強、時間更長的鍛鍊，提升運動表現和健康。

運動按摩的概要

運動按摩除了一般的按摩手法以外，也要依照治療所需的症狀和目標，併用其他手法。基本上，以能夠同時影響肌肉組織、活動關節以及放鬆或刺激運動員的手法為主，分別有：Ⓐ 關節活動法；Ⓑ 伸展法；Ⓒ 呼吸放鬆法；Ⓓ 肌筋膜激痛點徒手治療法；Ⓔ 使用本體神經肌促進伸展術（PNF）的放鬆法；以及 Ⓕ 深層摩擦法。

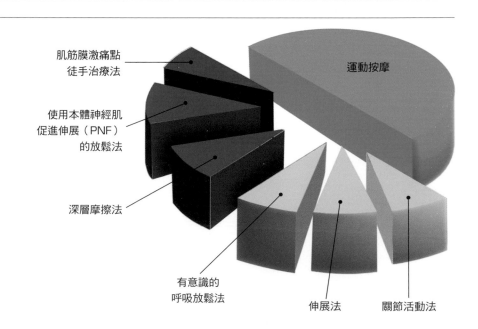

肌筋膜激痛點徒手治療法

使用本體神經肌促進伸展（PNF）的放鬆法

深層摩擦法

運動按摩

有意識的呼吸放鬆法

伸展法

關節活動法

運動按摩的分類

　　運動員的按摩必須依照競賽準備階段，逐步進行規劃，同時也要兼顧欲達到成績目標，進行調整。最基本的分類法，是將運動按摩分為三個互相有關聯的組合：賽季前按摩、賽季中按摩和賽季後按摩。

1. 賽季前或比賽前按摩

　　針對運動員進入賽程以前的按摩，以保健肌肉和身體健康為主，以保持最佳狀態。

2. 賽季中按摩

　　進入長時間賽季階段，運動員需要一些特定的保護措施，以預防運動傷害。而根據每一場比賽還可細分為：

（1）**比賽前或即將入場時**：針對特定部位按摩，要簡短準確，以刺激肌肉為目的。

（2）**比賽中或中場休息時**：按摩簡短、程度中等，不可讓肌肉放鬆，要保持緊張狀態，以完成接下來的比賽。

（3）**賽事中間**：指的是運動員比完一場，準備緊接著進入下一場比賽時所要進行的按摩。此時，要把按摩重點放在壓力聚集的部位，緩解肌肉緊張感覺。

3. 賽季後按摩

　　根據實際發生的情況進行按摩，可分為：

（1）**賽後按摩**：針對已經結束全部賽事或者經過極大壓力比賽後的運動員。

（2）**恢復性按摩**：針對受到傷害而無法施展某些技巧的運動員。

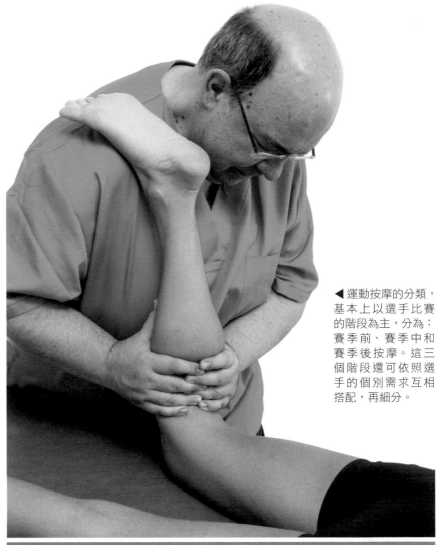

◀ 運動按摩的分類，基本上以選手比賽的階段為主，分為：賽季前、賽季中和賽季後按摩。這三個階段還可依照選手的個別需求互相搭配，再細分。

運動按摩

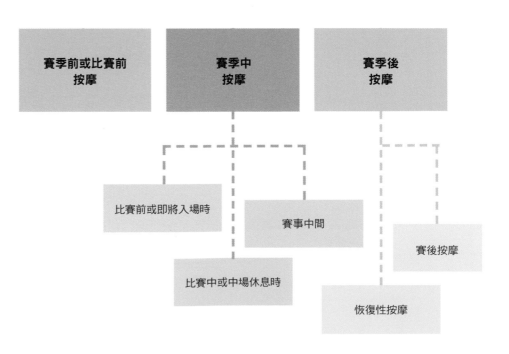

賽季前或比賽前按摩	賽季中按摩	賽季後按摩

比賽前或即將入場時

賽事中間

賽後按摩

比賽中或中場休息時

恢復性按摩

競技與按摩

「提升運動表現」和「預防運動傷害」是運動按摩的主要功能。為此實施運動按摩要有一定的規律，才能獲得最大的效果。可依據運動的時期、訓練量和訓練強度（或選手參加的比賽項目）進行個別調整。此外，適當的按摩也可以在高強度的訓練後進行，讓心理和生理的緊張壓力都獲得釋放。

鍛鍊休息兩相宜的按摩

運動員可按照一些基本方法來改善其表現，例如規畫訓練的強度、控制休息時間和管理有助於進入過度補償狀態的飲食。此外，還可利用運動按摩，幫助消除疲勞和減短恢復期，增加受訓週期的次數。

在訓練週期中的恢復期（詳見下表），必須實施和緩但深層的按摩。反之，過度補償期間，也就是即將面臨新一波鍛鍊期時，按摩的時間則要短（4～6 分鐘）、力道要強，藉以刺激組織，為身體做好準備，以承受最大的壓力，保持肌肉張力。另外，比賽後的按摩則屬於一種修復治療，手法應循序漸進，與診療並重。

一般適應症候群

運動員的訓練是一個有規劃的過程，以「提升運動表現」為主要目的。當身體受到極高的壓力訓練後，經過一段時間充分的休息，有助於提升身體素質。身體對於這樣反覆鍛鍊和休息的適應狀況，稱作「一般適應症候群」（General Adaptation Syndrome），簡稱「GAS」。

運動按摩的優點

為了避免血管栓塞和組織內部積水，特別是自行車運動，其在比賽結束後的按摩顯得格外重要。因為賽後按摩可以減低或避免身體因為僵硬而受傷，且有利於治療後遺症。此外，對於筋膜線的穩定性和張力調整都有很大的助益。

此外，經常按摩可提升敏捷性，讓身體能輕鬆完成複雜的動作，同時保持良好的節律，讓精神集中，減低一般在衝刺時刻或兩方競爭激烈時所承受的焦慮。按摩以反射方法推動深度放鬆，有助於消除疲勞和進入睡眠，且有助於進入活動的最佳狀態，面對下一場比賽的考驗。

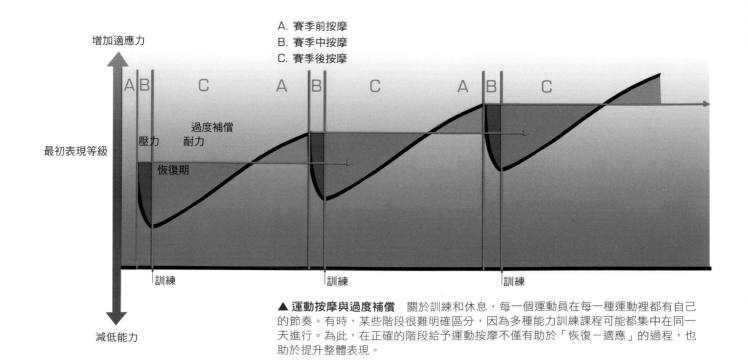

▲ **運動按摩與過度補償** 關於訓練和休息，每一個運動員在每一種運動裡都有自己的節奏。有時，某些階段很難明確區分，因為多種能力訓練課程可能都集中在同一天進行。為此，在正確的階段給予運動按摩不僅有助於「恢復－適應」的過程，也助於提升整體表現。

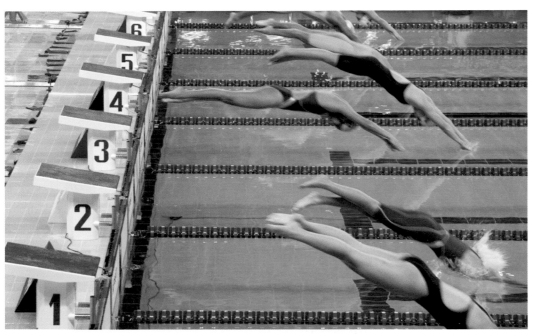

◀女性游泳選手在比賽中跳水出發。菁英的女性游泳選手的訓練量，最多可達一周 100,000 公尺的泳池訓練和好幾公尺的陸上訓練（健身房），因此，高強度的比賽後，一定要靠按摩來面對以後的鍛鍊活動。一般游泳選手都會在一天中的最後一場訓練後，進行肌肉放鬆按摩。

▶身體雖然會對訓練做出一些疲勞反應，不過只需要休息一段時間即可恢復。而運動後疲勞的原因有：

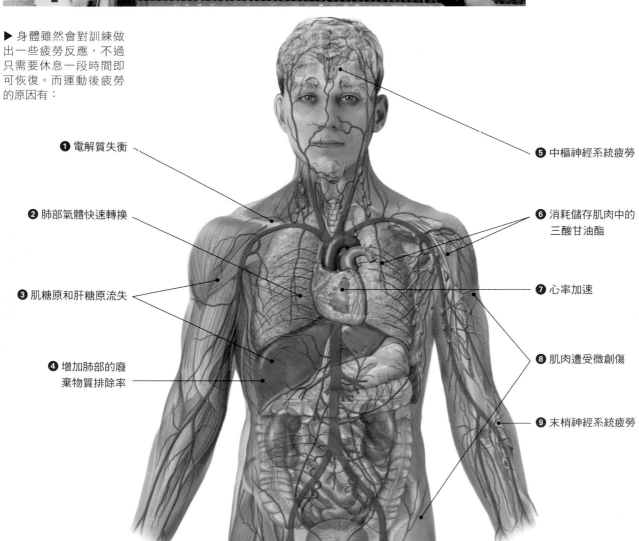

❶ 電解質失衡

❷ 肺部氣體快速轉換

❸ 肌糖原和肝糖原流失

❹ 增加肺部的廢棄物排除率

❺ 中樞神經系統疲勞

❻ 消耗儲存肌肉中的三酸甘油酯

❼ 心率加速

❽ 肌肉遭受微創傷

❾ 末梢神經系統疲勞

賽季前按摩

這 裡的賽季前按摩，指的是賽事的季前按摩，要在上一季比賽後，休假期或休息一段時間後進行。這時選手需優先考慮如何改善訓練品質，和如何準備好自己的身體，以承受接下來的壓力訓練。在這段時間按摩，有積極促進新陳代謝、排毒和更新的功能，也有抑制疼痛傳導的作用。

準備與適應

讓身體進入準備狀態時，要施以較長時間的按摩，必須按壓到深處的組織，力道中偏小。這種按摩會影響運動的表現模式，改善身體的自我認知感。原則上，賽季前是按摩的最佳時段，適時的按摩能調整筋膜線的壓力，讓運動員有充分的時間調適自己。

持續檢測

在這一個時期按摩，能在症狀出現以前，及時發現組織的異常狀況，找出潛在的壓力集中點；這一點非常重要，因為實施預防措施的按摩，能改善運動表現模式，避免受傷。

聆聽、行動和預防

引述一句運動治療師的名言：「疲勞加上疲勞等於痙攣；痙攣加上痙攣等於勞損。」換言之，疲勞是一種警示，警告肌肉纖維即將受到傷害或遭到不可逆的損壞。因此，藉著徒手按摩的防護，便是可以預防不幸的防護措施。

治療師要能適應環境（更衣室、氣候、賽場、運動場等），隨機應變，採取適當行動。

例如：將一把凳子當做按摩床使用，用一件毛衣當成一個枕頭，一片塑膠布充當雨衣或外套；更要能夠開口請另一位運動員幫忙扶著正在按摩的部位等。

▼ 賽季前訓練階段的最後一個環節：鬆弛按摩；這樣的按摩能影響壓力最集中的部位。圖中按摩的部位是股四頭肌。

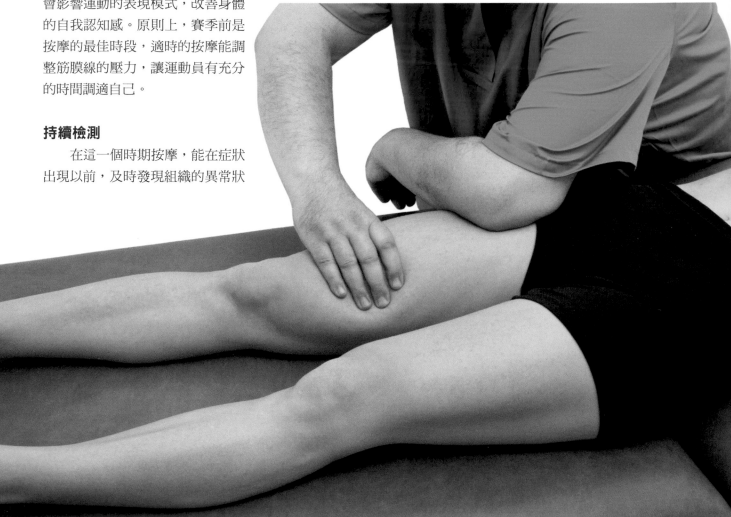

賽前按摩往往可以發現運動員從前一季帶來的毛病。這是評估運動員身體狀況的最佳時機。

選手因為急著想要再度上場，經常會忽視這些小毛病，但是這些小毛病可能影響到這一季賽事的成果，甚至影響其運動生涯的整體表現。

賽季前按摩步驟須知

物理治療師、治療師和體能教練的職責，主要是在運動員進行鍛鍊時從旁觀察，發現運動上的困難或異常狀況，以及在訓練或治療時，告知運動員需要糾正和改善的運動姿勢。

▼ 跑步練習也是賽季前訓練的好方法。這是適合調整節律和整合團隊向心力的好時機。治療師和體能教練在跑道旁邊觀察每一位選手的肢體反應和表現。

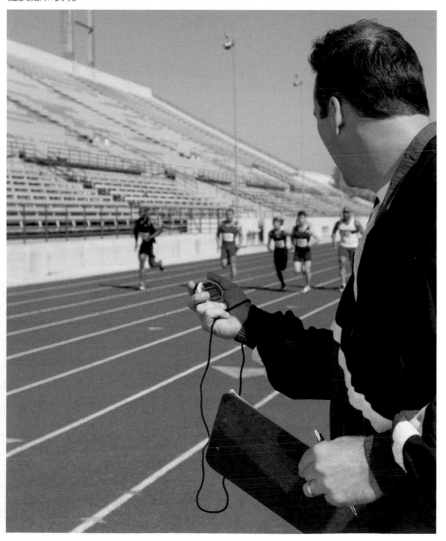

賽季前按摩步驟須知

主要目標
發現困難和異常狀況。探察和搜尋可能出現的緊繃或不適，以避免受傷。協助減短負荷週期的恢復期，同時增加可訓練的時間，減少行動和協調方面的限制。

體位姿勢
併用各種躺臥姿勢，配合不同按摩技巧放鬆肌肉。

主要手法
靜脈回流法、壓迫法、揉按法、幫浦法、深層按摩、時間長的按摩和大範圍的按摩。

其他技巧
靜態伸展和被動式關節活動。

力道
中／小

時間
局部按摩至少 15 分鐘，若是大幅度的按摩最多 40 ～ 45 分鐘。

頻率
每周一次，在訓練後進行。然而，競賽兩天內要停止按摩或過於激烈運動時，也要停止。

精神鼓勵
賽季前的團隊活動有益運動團隊的向心力，而按摩的時候也可以趁機鼓舞團隊士氣。

賽季中按摩

這是針對正在進行賽季的運動員，以及有明確的比賽目標，所設計的按摩計畫。根據每一場賽程階段，還可區分為比賽前按摩、比賽中按摩和賽事中間的按摩。

比賽前按摩

這是正在準備或即將上場時要做的按摩，能幫助運動員將體能調整至最佳狀態，提高自我意識。

準備比賽

正確的比賽準備，包括準備好的身體和訓練技術。其中，身體的部分包含睡眠管理、飲食習慣和適當的水分補給。另外，也可以在賽季中保持對身體的關注，運用「運動按摩」這類物理性徒手治療，維持身體最佳狀態。

按摩可以讓肌肉變暖，尤其若因氣溫或傷勢，無法動態暖身時，按摩是很好的替代方案。但按摩不能取代暖身，為此，請盡可能以動態伸展作為暖身。

注意事項

◆按摩在某種程度上，仍會消減肌肉張力。因此，運動員在接受按摩前，要積極熱身；按摩後也要再次活動身體，讓肌肉的張力再次復原，將身體力量集中，妥善在競技上發揮。

▼ 選手在比賽前做完動態暖身後，要在大腿的股四頭肌上使用雙手揉按法，使肌肉的力量更集中。

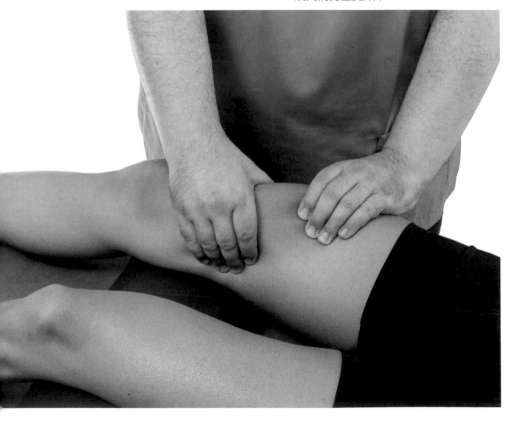

比賽前按摩步驟須知

主要目標
鼓勵進步和競爭的積極態度；活化自體神經系統；幫助血液灌流，讓肌肉充血，溫暖肌肉；協助肌肉供氧，恢復彈性，刺激肌肉張力，做好運動準備。

體位姿勢
最好選擇站姿或坐姿，避免臥姿，以免使得運動員無法集中注意力。需要按摩的肢體部位應低於心臟下方，幫助血液流通。

主要手法
以促進性的手法為主。這時需要時間短、用勁大的按摩，不需要深度按摩（刺激為目的）。可使用摩擦法、持續壓迫法、揉按法和具有刺激作用的長時間拍擊法。最後，還要多次抖動正在處理的肢體部位。

力道
大／強勁有力（要快）。

時間
短暫，約 4 ～ 6 分鐘。

方式
表層按摩／不太深的按摩，要達到刺激效果卻不至於令人感到疼痛的程度。

頻率
因為按摩會失去一些肌肉張力，所以要在比賽前的 45 分鐘進行。另外，按摩後也要保留一些時間，進行運動的技術和策略訓練。

精神鼓勵
這種按摩傾向於訓練，是為了強化運動表現所設計的。

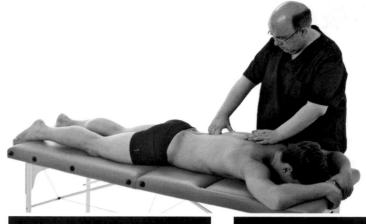

比賽中休息按摩

　　此按摩的主要目標是活化和放鬆（中度），注意力仍需集中於比賽，避免讓運動員分心。這樣的按摩必須配合賽事進程，建議在中場休息時進行，或者在任何休息或空檔的時候亦可。

賽事中間的按摩

　　此按摩用在連續多日進行的比賽，中間有一兩天的動態閒置期。這樣的按摩要在訓練當天下午進行，建議直接在更衣室按摩；若外出，則是在吃完晚餐後，留在旅館按摩。

注意事項

◆治療師要等候在賽場旁邊，使用拋棄式手套，且注意手上不可留有讓選手感到不適的乳液、油脂；試想，就連治療師自己應該都會討厭用髒手進行按摩吧！

精油或乳霜不宜用太多

某些藥膏會改變皮膚溫度反應，讓選手在競技中感到黏膩不適，所以要避免使用，或者注意用量，切勿抹太多。氣溫低時，應該使用能讓人感覺溫暖的精油，反之天氣很熱的時候，則使用清涼的乳霜。

比賽中休息按摩步驟須知

主要目標
保持對競技的注意力，幫助血液循環和淋巴排毒。這時要促進抑制痛感神經，需要治療的是承受集中壓力的肌群部位。

體位姿勢
需要按摩的肢體部位應位於心臟上方，幫助血液流通。

主要手法
輕柔地使用壓迫法、揉按法、幫浦法。

其他技巧
伸展。

頻率
在有其他隊友的更衣室進行按摩，因為時間緊湊，動作要快。幾分鐘以後，教練有話要講，或許已經開始訓話了。

時間
5～8分鐘。

方式
從表層按摩到不太深的按摩。

速度
由慢到快。

強度
適中/中度混合。

精神鼓勵
放鬆，為接下來的比賽做準備。

賽事中間的按摩步驟須知

主要目標
探察和治療撞傷、腫脹、肌肉僵硬等局部損害，同時評估運動員的整體狀況。這是一種排毒按摩，可幫助靜脈回流，排除代謝殘留物質。對於出現痠痛、痙攣、抽筋等情形的筋膜和肌肉群，給予鬆弛，盡量延遲疲憊感。

體位姿勢
最好採取躺臥的姿勢。

主要手法
雙手並用，以指腹按摩，或使用壓迫法、揉按法、摩擦法和輕巧的拍擊法。

其他技巧
伸展和其他針對肌筋膜激痛點的技巧。

時間
長時間，建議至少要35分鐘。

強度
根據按摩的進展和個人的忍受力，由淺到深，按摩力道可以重一些。

精神鼓勵
放鬆和減少痠痛，幫助選手更有信心做好每個動作。

賽季後按摩

此種按摩的對象,是針對已經完成整個運動賽季的運動員。這時按摩的放鬆程度,要比前面的要求高出許多,以幫助選手在比賽後徹底放鬆,紓緩整個賽季的壓力。話雖如此,按摩也不可以過於急躁,要慢慢來,深入身體不同的解剖層面,以充分修復其功能,達到鎮痛安神的作用。

賽季結束後的按摩的主要目標是修復疲乏的結構。此外,也要控制肌肉緊繃和促使肌肉排除代謝產生的廢棄物質。因此,可以每周進行 2 ～ 3 個小時的按摩,且趁著運動員身體「冷卻」時,也就是心跳和呼吸頻率都恢復至正常速度時進行,效果最好。

另外,這也是一種防止抽搐的按摩。除了減少痠痛的感覺或所謂的延遲性肌肉痠痛(delayed onset muscle soreness, DOMS),也能減少抽筋的痛苦。此外,這時按摩的排毒效果,也非常重要,可協助肌肉供氧。然而,按摩時間建議不要超過 20 ～ 35 分鐘,並使用中到小的力度即可。

有時一連三天的賽程後,要在賽後的 24 ～ 36 小時之內進行按摩;若是這種連續比賽後的按摩,時間可稍拉長至 35 ～ 45 分鐘。

賽後運動員全身是汗,肌肉緊繃、僵硬,心緒毛躁。為此,最好等到汗水乾了或沖澡後,再按摩。但需要特別提醒運動員,不要受涼或讓身體的溫度突然改變,盡可能在洗澡前做一些拉伸運動,維持肌肉一定的溫度。

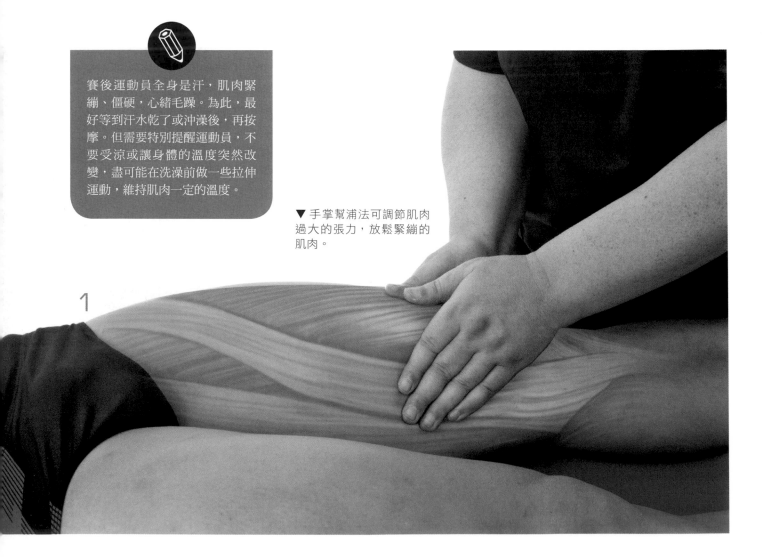

▼ 手掌幫浦法可調節肌肉過大的張力,放鬆緊繃的肌肉。

1

賽季後按摩步驟須知

主要目標

找出所有肌肉緊繃的地方。這是治療痙攣和控制局部張力過多的好時機，以降低發生抽筋的可能。這種按摩能幫助靜脈－淋巴排毒，也可協助局部血液流通，排除殘留的代謝廢棄物質（乳酸等），同時刺激抑制疼痛的神經。

體位姿勢

應使用臉部朝上的平躺姿勢，才能幫助運動員充分排毒。此外，建議同時使用深呼吸的放鬆技巧。

主要手法

靜脈回流法、手掌幫浦法、手掌壓迫法、力道中等的揉按摩擦法。

其他技巧

依據選手個別的忍耐程度，可搭配柔和的靜態伸展和關節活動。

時間

這是一種漸進式的按摩，必須讓身體慢慢適應，才能達到最佳效果。因此進行時間要長，至少要 35 分鐘。但可根據選手個人的忍耐程度，調整至 20 ～ 45 分鐘不等。

方式

因為運動員正感覺到痛，要使用各種不同的手法，在需要治療的地方重複做表層按摩。

速度

又慢又柔。

強度

適中 / 混合輕度按摩。

頻率

賽後最後一次按摩的 24 ～ 36 小時以後。

精神鼓勵

這時治療師最好與運動員獨處，也就是製造在自行車運動流行的「告解按摩」；要會聆聽，也要能守密，把談話的內容放在兩人心中就好。

注意事項

◆賽後，團隊運動的運動員最好慢走一下或慢跑一下，藉此做些深呼吸，調整呼吸節奏和心情，再進行按摩。

按照皮膚的溫度反應而定，可適當使用乳霜或清涼的天然凝膠，協助消除疲勞，放鬆心情。

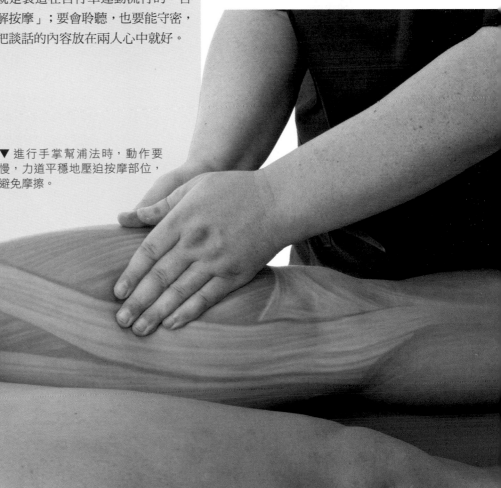

▼ 進行手掌幫浦法時，動作要慢，力道平穩地壓迫按摩部位，避免摩擦。

運動傷害的恢復性按摩

運動員最討厭的就是運動傷害。當受傷的運動員無法達到技術上的要求時,就要使用恢復性按摩,協助傷員渡過復健期。

徒手按摩是一種非常有效的鎮痛治療方法,可作為復健伸展的輔助療程。事實上,受傷的身體結構在復健期會再度承受壓力,直到恢復正常功能為止,所以按摩要以修復傷勢為主,放鬆組織,增加其活動性。此外,按摩可同步消腫,減輕做完修復伸展後可能產生的疼痛感,降低身體壓力。

復健按摩手法

舉例來說,加壓固定包紮撤除後,要用按摩來保持已經逐漸復原的組織,同時消除肌肉僵硬。此外按摩也有助於選手保持樂觀的態度,進而加速復原的速度。基本上,按摩要符合運動員復健階段的需求,遵守受傷部位固定和使用半輔助器具的各個不同時期,也要注意疼痛方面的問題。

除了按摩外,建議可同步搭配關節活動、伸展運動和其他治療技巧。總而言之,治療目標是避免肌肉僵硬、萎縮和組織收縮的適應症狀,進而改善受傷部位的功能。

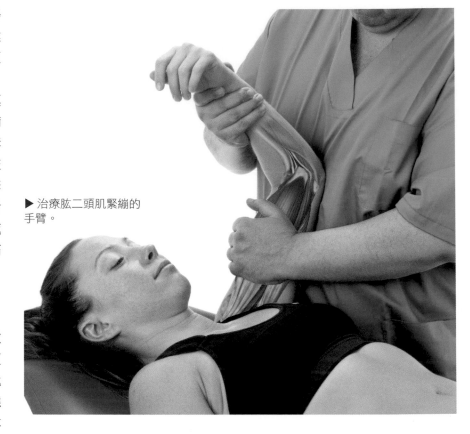

▶ 治療肱二頭肌緊繃的手臂。

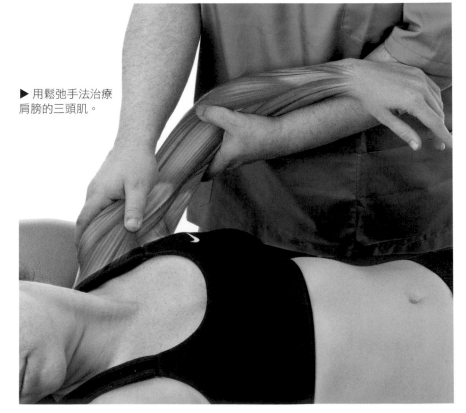

▶ 用鬆弛手法治療肩膀的三頭肌。

療傷準則

恢復性的按摩治療，有一些特別需要注意的地方。若有水腫或軟組織受損的現象，在受傷初期不可按摩，必須等到修復和結疤的情況有進展後，才可以開始按摩。所謂受傷初期，指的是受到傷害後的 48 小時～ 10 天內，這時按摩，可能會增加損害。

此外，還要確認是否有出現鈣化現象。若有鈣化，也不可用力摩擦傷處。最後，傷處正在發炎時也不可以按摩。

特殊例外

傷處鈣化時，我們可以輕輕地徒手進行淋巴排毒。可用一點點精油或乳霜。此外，要避免弄痛傷者，造成肌肉緊縮，以免延遲或阻礙了復健過程。

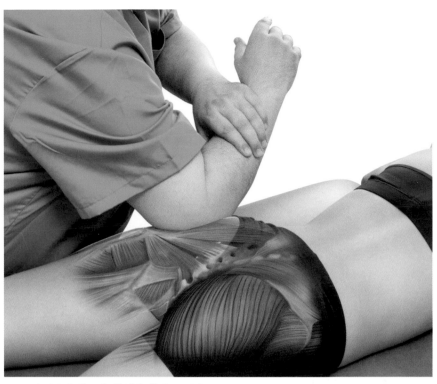

▲ 用手肘在錐狀肌部位進行橫向深層摩擦。這種摩擦法要把鷹嘴突放在激痛點上，再小幅地前後擺動進行按摩。切記絕對不可用手肘摩擦。

▼ 直接及持續壓按痙攣處的激痛點。

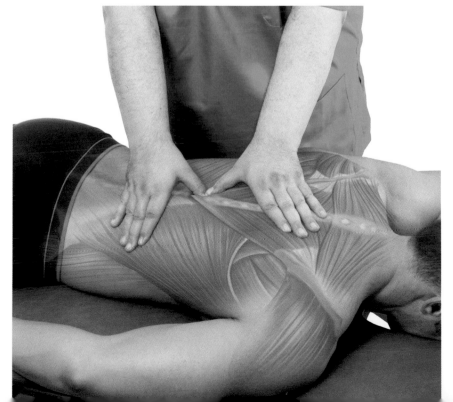

各種手法的搭配組合

運動中和運動後出現的絞痛、痙攣或抽筋的現象，可用徒手按摩加以紓緩。這時最好使用各種持續穩定的按壓手法，同時搭配各種伸展技巧。當絞痛消減的時候，可用揉按法輕輕按摩，再做局部紓緩。另外，也要注意補充足夠水分。

肌肉緊縮時，尤其是出現疼痛的時候，要在激痛點使用徒手按摩的手法。建議以漸進的力道，慢慢施壓，並根據運動員的自身忍耐程度，逐漸加強力道，但要避免製造更多的疼痛感。

此外，肌腱變性是另一種常見的運動傷害，會突然出現劇痛，影響肌肉的機能。經過診斷（注意關於鈣化的問題），可使用賽瑞克斯手法（Cyriax），搭配伸展技巧按摩，可達到不錯的治療效果。

皮膚

皮膚是保護我們、讓我們能與外界通訊的器官，同時也是一個巨大的通訊系統，專門負責接收外界的感受和刺激，再傳導至體內。皮膚藉著感覺神經獲得觸感、讓我們感覺到顫抖、壓迫、溫度和疼痛。這些感覺開啟皮膚的防禦功能，進而適應環境。

此外，皮膚不僅帶來外界的消息，還藉由神經系統反映了體內的情況，提供看得見、摸得到的訊息。神經系統在脊椎的每一節接收、混合、調配和傳遞來自皮膚、肌肉、器官各部位的資訊。系統性的分段處理，能幫助我們發現與同一段脊椎銜接的組織部位（皮節），發生什麼問題。

另外，皮膚還能交換物質、呼吸、發汗、吸收、製造和通訊。因此它是一種不斷更新、具有多種功能的器官系統。

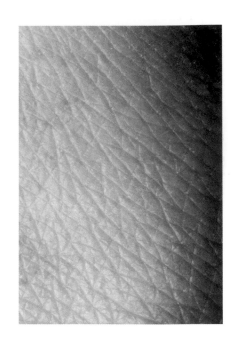

筋膜與皮膚的關係密切

皮膚和表層筋膜自成一個功能單位；即皮膚與筋膜一起促成動作，將運動的訊息傳導至其他末梢和深層部位。

▼ 下圖顯示皮膚的多層結構。表皮和真皮覆蓋在一層結締組織上面，幫助皮膚與更深層的結構連結，如：筋膜、肌肉、骨膜和其他的組織、血管等。

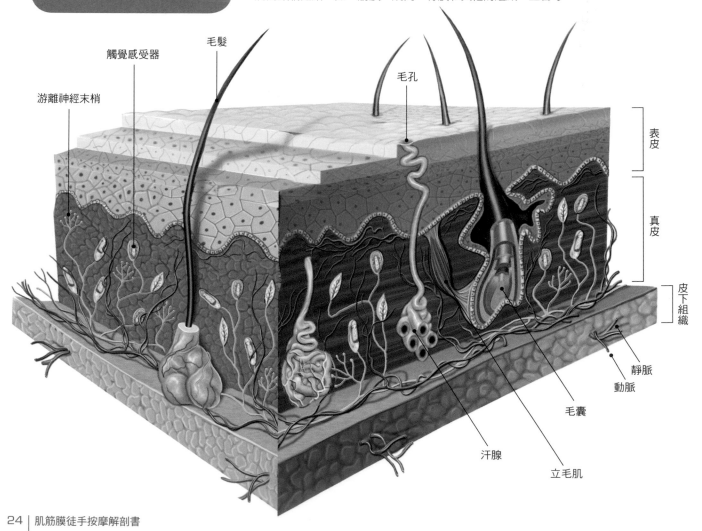

觸覺感受器

毛髮

毛孔

游離神經末梢

表皮

真皮

皮下組織

靜脈

動脈

毛囊

汗腺

立毛肌

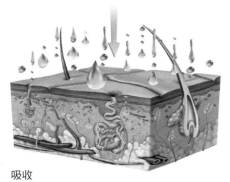
吸收

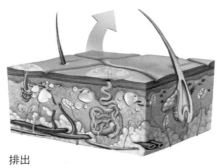
排出

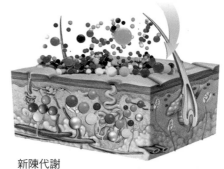
新陳代謝

1

皮膚的功能

吸收：吸收水分和某些物質，如精油的脂肪酸及其他相似的物質。

排除：排除水分和其他廢棄物質，化為汗水。

分泌：分泌油脂，避免皮膚的水分流失，形成防護罩，免於受到病原體侵害。

保護：保護身體不要受到機械性、化學性、生物性或物理性（如：陽光）的侵害。

通知：告知身體關於外界的情況，這裡會用到觸覺、壓力、疼痛和溫度的感覺器。

調整體溫：血液循環系統要協調，必須依靠體溫的調節。血液可以在皮膚表層回流，在真皮層以對流的方式冷卻，或流到更內層，讓脂肪組織維持溫度。

呼吸：少量的二氧化碳和氧氣，會在皮膚進行轉換。

代謝和製造：皮膚可以協助代謝和製造人體的必需營養素，例如維生素、脂肪等。

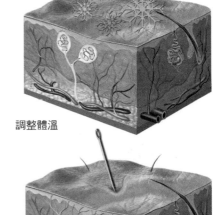
增加彈性

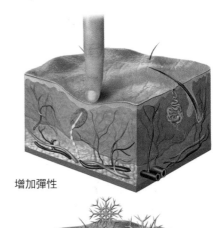
調整體溫

按摩對於皮膚的幫助

- 幫助血管擴張和肌肉充血，升高局部溫度。
- 提升細胞滋養。
- 幫助排除毒素及廢棄物質。
- 增加腺體的防護作用。
- 增加排汗和油脂分泌。
- 幫助脫皮。
- 增加彈性。
- 吸收油性物質，讓精油和其他的類似物質能滲入體內。
- 皮膚上的感受器藉著飽和神經傳輸，能減少疼痛感（亦即閘門控制理論）。
- 治療師與病人之間的肢體接觸可促成心緒調解，在中樞神經系統造成麻痺作用。

保護

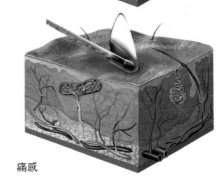
痛感

肌肉系統

肌肉，是一些具有收縮能力的細胞所組成的組織群。這種收縮的能力來自隨意性（負責調整動作和姿勢的骨骼肌）和非隨意性（心臟肌肉和其他器官肌肉，以及涉及循環系統和排洩系統的肌肉）的刺激。

骨骼肌

肌肉是由肌束組成，同時肌束又是以組織細胞為單位的肌肉纖維所組成。上述每一個肌肉部位都被一層結締組織包覆著；這些結締組織，依據其包覆、連結或通訊的不同性質，擁有不同的名稱。骨骼肌藉著骨膜附在骨骼上面，肌外膜與肌腱結合，往肌肉內部延展，包覆所有筋膜，形成肌束膜，其內深層部位還有包圍著每一條肌纖維的肌

肌球蛋白分子頭部

肌球蛋白微絲

肌節

肉膜（詳見本頁跨頁圖）。

每一條肌纖維裡面都有肌原纖維，專門負責細胞收縮。肌原纖維還細分為不同的肌微絲，主要成分有肌動蛋白和肌球蛋白。

神經受到刺激時，會釋放跟肌動蛋白結合的鈣離子（Ca^{2+}），因此改變位置，騰出位置給肌球蛋白。接著，肌球蛋白會使用三磷酸腺苷（ATP）與肌動蛋白連結，進而做出動作。每當有新的 ATP 分子輸入，肌肉就會放鬆。

肌肉系統的功能

活動和移動：以骨架為支撐架構，負責活動身體各部位。

維持姿勢：肌肉的基本張力（由小部分的肌肉不斷收縮）讓身體各個部位能夠維持穩定的姿勢。

保持身形平穩：要保持一個特意擺置的姿勢，必要用到更多的肌肉纖維，造成壓力集中，同時增加血液流動和能量消耗。另外，肌肉系統在身體的某些部位則有束型的作用。

保持體溫：肌肉收縮是體溫熱能的主要來源。

血液循環：心肌將血液打入動脈，動脈會再利用血管壁的肌肉來承受血壓，這些肌肉可以根據需要調節的血液流量，改變粗細。骨骼肌收縮時會增加內壓，進而幫助靜脈回流。

保護作用：當身體發現外界有危險時，肌肉會收縮，製造遠離的動作（疼痛反應）。若有內傷，受創部位的肌肉也會收縮，避免運動，藉此預防傷害擴大。

支撐和保護：身體內的每個器官，都由肌肉包覆支撐著，避免受到外界的撞擊傷害。

什麼是痙攣？

痙攣，表示肌肉收縮有了放鬆的問題：說明 Ca^{2+} 幫浦抑制了肌漿網的鈣離子運輸，而終止了肌肉收縮；或者是因為 ATP 損耗過多。

抽筋的時候，血管也會收縮，導致排毒和滋養都收到限制，因此身體很難恢復。這個情形若持續一段時間，包住該條肌纖維的結締組織就會開始變粗，產生後遺症。

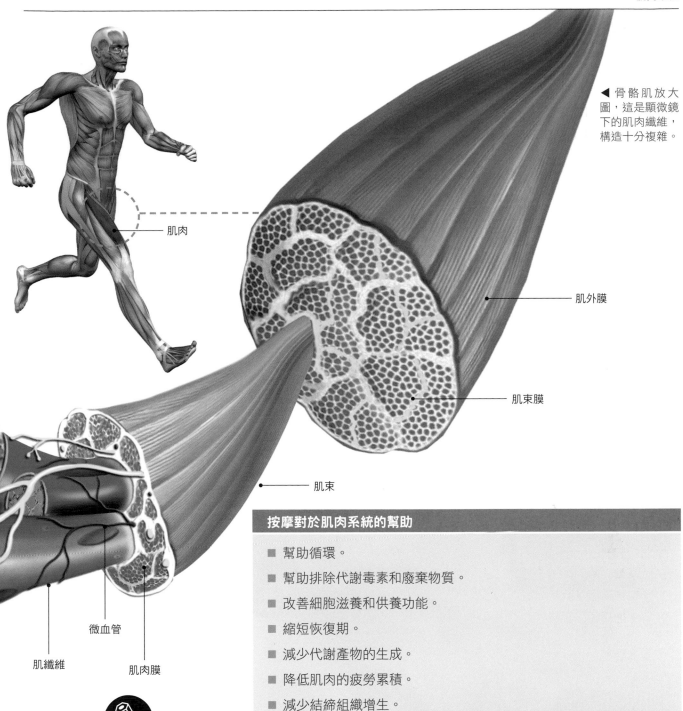

◀ 骨骼肌放大圖，這是顯微鏡下的肌肉纖維，構造十分複雜。

肌肉

肌外膜

肌束膜

肌束

微血管

肌纖維

肌肉膜

延遲性肌肉痠痛

所謂的延遲性肌肉痠痛，大多出現在大量或長時間運動的 12 到 48 小時後。此痠痛會伴隨無力和僵硬感，且不適症狀可能延續好幾天。原則上，疼痛的強度會逐漸減低，直到完全消失，除非又重新進行劇烈的運動。

按摩對於肌肉系統的幫助

- 幫助循環。
- 幫助排除代謝毒素和廢棄物質。
- 改善細胞滋養和供養功能。
- 縮短恢復期。
- 減少代謝產物的生成。
- 降低肌肉的疲勞累積。
- 減少結締組織增生。
- 藉著肌梭和其他的壓力感受器反應，降低肌肉張力。
- 在緊張帶或激痛點施用壓力，減少痙攣發生。
- 改善肌肉功能，包括力量和活動力。
- 增加伸展的能力。
- 減少痙攣和抽筋的現象。
- 鎮痛。
- 避免肌肉纖維化，保有其良好的收縮與彈性能力。

結締組織

肌筋膜是一種結締組織，專門負責結合、連結（結締）還有分佈全身的力量。筋膜由細胞組成，一個母細胞擁有許多纖維。母細胞提供各個部位的特性，造出「電線」、黏液、潤滑液或富有彈性的物質。細胞外基質的成分是水和醣蛋白分子，呈凝膠狀，具有組織和提供養分的功能。多數纖維的成分是膠原蛋白，因此非常有彈性，經得起拉扯，構成筋膜主要的機械功能。此外，它還含有彈力纖維和網質硬蛋白，能夠維持和修護組織。

不同特性的結締組織

肌筋膜含有的膠原蛋白，其在數量、排列和組合上各自不同。例如，韌帶與肌肉連合，傳遞力量；而肌腱則連接骨骼，等於是一種以膠原蛋白製造的「電線」。骨骼密度高、硬度也高，卻也屬於筋膜網的一部分。

套用工程學的詞彙，這樣的系統可稱為「張拉整體」：由一組受壓力高的構件連結而成的系統，能將張拉的力量分佈應用。簡單地說，肌筋膜具有黏彈性，能根據其所承受的力量，改變它的形狀、長度和密度。

▲ 骨架不只是一堆骨頭，而是由許多肌筋膜來承受其重力和壓力。

與體育動作的連結

運動的時候，選手們要承受巨大的衝擊力，所以他們除了需要健強的骨骼外，還需要一組承受張力的「電線」系統，這個電線系統，就是肌筋膜系統。肌筋膜系統形成一個可以傳達、分佈、維持和改變組織張力的線路。外界的力量可在這個膠原蛋白的線路中循環，利用骨骼做為支援或傳導點。肌肉與筋膜組織一起組成一個運動網，同時調整人體系統的活動張力。

◀ 肌筋膜網是一個持續不斷的傳導線，傳遞身體每一個動作。例如：當我們擊出一拳（動作），驅動力量來自地面（牛頓第三定律的作用力）。從腳開始，張力從腳底上升到小腿、大腿、骨盆的肌腱、達到胸腰肌腱膜後，才由手臂和拳頭出力。

肌筋膜的功能

　　肌筋膜是細胞之間的支撐和滋養組織。它的功能包括：支援、保護、隔離、細胞呼吸、排毒、新陳代謝、液體和淋巴的回流。此外，肌筋膜對於免疫系統和細胞的健康影響，非常深遠，但基本上主要還是負責建立連結和身體的束型。肌筋膜的膠原蛋白具有壓電性，也就是導電的特性。在一個部位發生的任何張力都會產生電子性和機械性訊息，而這訊息則被傳至全身。所傳輸的資料有利於進行結構改變，譬如哪一個部位的骨頭需要有更大的密度（沃爾夫定律）。

◀顯微鏡下的筋膜結構，是猶如蜘蛛絲的網狀。

按摩肌筋膜的效果

　　運動按摩要往「引導整體系統」做出改變的方向走，不能只處理局部結構。肌筋膜受傷時，周遭的細胞和張力傳導的方式都會改變，因為傷害讓身體受到限制，負力不能適當分佈，因而出現過度負力和損傷。此外，過多的壓力集中在一個運作異常的部位，不但會減低整體的表現，也會致使該部位經常受傷。換言之，一個動作不對，會有適應的動作來代替它，同時也帶來一些臨床的不適症狀。

認識肌筋膜

　「肌筋膜」包括腱膜、網膜、軟骨和關節囊，還有韌帶、肌腱和肌膜。同時它也構成腦膜和腦的支撐細胞，更有些是眼睛的水晶體、骨膜和肝的外膜等。

　另外也在細微的地方包覆著血管、肌肉纖維等。所以說，肌筋膜是一個全身的整體性系統。

▼ 胸腰椎筋膜的牽拉法　處理側身部位時，要注意背部組織與上肢之間的關係，如骨骼與胸帶；同時也要注意胸腰椎筋膜與另一側臀肌之間的關係。

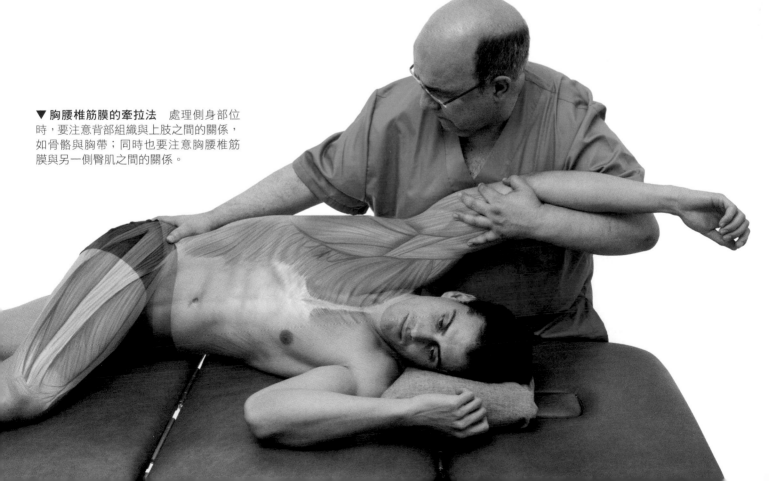

神經系統

神經系統能藉由神經元和無數的神經纖維網,接收和傳輸電子訊息。所有的感覺器官(眼、耳、鼻等)從外界取得「資料」,但自體感覺系統則收集身體內部的資料:知道肌肉、肌腱和關節等部位的狀況,包括溫度、疼痛、緊張感和動作等。

整體性的通訊系統

感覺接收器收到的訊息,經由神經傳到脊髓和腦部(input)。這些訊息由神經元互相連結的核心單位處理,成為一種知覺,納入記憶,然後發出一個運動指令,讓我們的身體做出動作(output)。

這個指令相當複雜,因為動起來的不單只是那個動作所需要用到的肌肉,還包括保持身體平穩的動作、調整動作的準確性,然後再對於突發的變化做出反應。運動方面的大動作都是隨意性的動作,雖然這樣的動作一般都要有一段準備,但那些細微的調整都會因為神經反射而不自覺地做出來。

能力與技能訓練

運動員藉著訓練能持續進步,讓自己的動作越來越精準。也就是說,重複運動能鍛鍊體能,包括其中的循環系統及神經連結通路,使得動作越來越順、越來越有效率。「學習」是我們取得新知和新技能的一種過程,而記憶使我們能在一段時間以後留住所學,同時產生新的反射動作。

運動能力可以用重複鍛鍊學習,也可以使用嘗試錯誤法。感知是做出正確動作的基礎,同時能幫

助儲存已經學會的最佳神經通路。各種刺激工作互相搭配運用,能改善感知能力,等於是對感覺系統進行「訓練」。同時,鍛鍊會讓大腦皮層「顯示」知覺的部位產生改變(甚至變粗大)。我們的大腦皮質一直在變化、重組,使得比較常受到刺激的部位日益強壯。

神經傳導路線
❶ 外界感知
❷ 自體感覺
❸ 脊髓感覺通路
❹ 認知意識
❺ 運動皮層(隨意性)
❻ 小腦(運動模式)
❼ 脊髓運動通路
❽ 運動神經元
❾ 動作調整(反射)

神經中樞
Ⓐ 腦
Ⓑ 脊髓

◀ **動作學習與神經系統**
學習的過程中,所有的感覺會成為有意識的知覺與運動皮層(1,3,4,5)連結。運動訓練時,這些連結的訊號會再次重組,成為不自覺的動作,自動化以後更有效率,提高運動表現。

▶ 神經細胞：神經元

1

神經系統的功能

　　神經系統能維持身體內部平衡。不論是肌力或耐力的運動訓練週期中，都要有休息和恢復的交替期程：交感或副交感自律神經會自動、不自覺地調節這些週期。這種活動現象與「戰鬥或逃跑反應」（fight or flight）有關，是一種來自交感神經的原始反應。運動前的暖身是一種可以逐漸激發身體「交感」活絡的預備動作，幫助身體進入訓練或競技狀況。

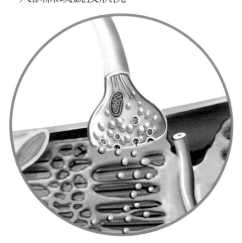

▲ 神經肌肉接觸面，圖中顯示一個運動神經元和一條骨骼肌纖維進行接觸，而刺激收縮機制。

　　另外，運動訓練後的恢復期，則與副交感神經有關。這時肌肉張力會全面性的減少，以促進營養吸收和組織修復；事實上，副交感神經的作用，與修復性運動按摩具有相同的功能。

按摩神經系統

　　運動按摩可以激發或者放鬆神經系統。因為強勁快速的按摩手法會刺激神經元，讓它們向脊髓發傳遞大量訊號。

　　刺激神經系統能：🅐 讓整個身體進入警戒狀態，以交感神經為主，釋放腎上腺素，讓身體做好準備，可以開始運動；🅑 神經的興奮使得組織收縮更快、更容易，動作表現更有爆發力；🅒 大量的感覺訊號傳到脊髓後，讓閘門飽和，痛楚被拒絕在外。我們因為閘門作用（gate control）而進入「麻醉」狀態，暫時不會疼痛。

　　因此，恢復期的按摩，要慢慢使用大面積的放鬆按摩手法，刺激身體的副交感神經。按摩產生的訊號抵達大腦的邊緣系統（所謂的「蜥蜴腦」），在那裡激發滿足與受到獎勵的感覺機制。邊緣系統能讓我們區別舒適感和焦躁感，因此必須根據運動員的需要，使用按摩來掌控這些機制。

神經系統的開關作用

神經系統，在神經肌肉接觸面與肌纖維連接。這個接觸面有著「開關」的功能，能從神經元傳遞電位至纖維。

鈣離子進入神經內部，釋放能量，使得收縮肌肉的蛋白質開始運動。劇烈的運動訓練讓神經肌肉接觸面剝離，一旦受傷就很難修復。

循環系統

循環系統由許多管體組成，是我們身上整體系統的一種，包括動脈、靜脈和淋巴管。它的工作是運輸營養物質，也就是把廢棄物和氣體從一個組織載到另一個組織，通往整個軀體。循環系統還負責運輸「資訊」分子（荷爾蒙、神經胜肽、抗體等），這些分子是生理系統的交通標誌。

心臟的工作

心臟每分鐘輸出的血量叫做心輸出量。血液藉著血管抵達所有的組織；根據心室每次跳動的血液輸出量和心率來計算心輸出量。休息的時候，心臟每分鐘輸出 5 ～ 6 公升的血液，而在劇烈運動的時候，每分鐘的輸出量可能高達 25 公升。

體能運動和血量

身體運動的時候，會活動到與該運動動作相關的肌筋膜組織，因此正在活動的肌肉需要更多的血液流通，以提供氧氣和養分。

循環系統會適應流量加大的需求，開始加快心率，每一次心跳都要運輸更多的血到肌肉，尤其要運給正在運動的肌肉。

為此，供血給細胞的小動脈會加快速度，增加血流量，所以休息中的小動脈會擴張。

另外，肌纖維可以從周遭微血管獲得血中的氣體和養分。值得一提的是，這時肌纖維更能有效利用氧氣，會從 30% 上升至 70%。活動中的肌肉所釋出的血含氧較少，因為已經被充分利用。總的來說，運動的時候，活動中的肌肉會增加 100 倍的氧氣和能量消耗量。

▼ 運動的時候，血液回流分佈的情形。

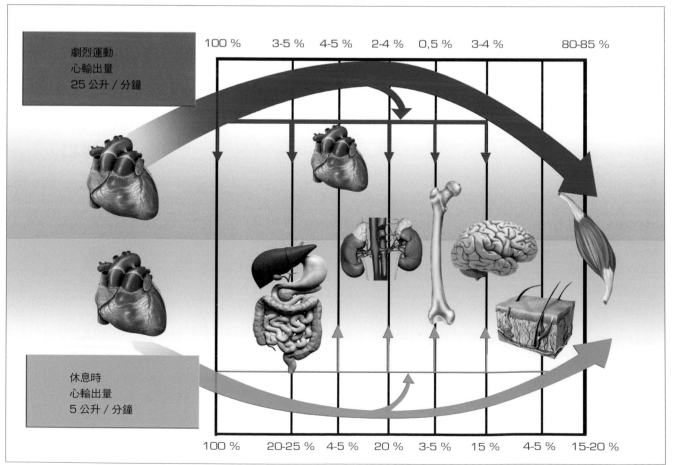

按摩對淋巴和血液的影響

按摩其規律的壓迫，可鬆開肌纖維，促使細胞外基質的液體交換。組織受到機械性刺激後會產生液體回流，引導細胞間隙液流向微血管和淋巴管，幫助血液和淋巴流通，後者有益組織再生。

按摩對於循環的效果

運動前和運動後的按摩，對於循環而言有極大的功效。運動前，若有機械作用局部加熱，可使血管收縮，進而刺激神經的交感系統，讓血管擴張。這些效果將血液推向肌肉，促使肌肉收縮，讓身體做好進入動作的狀態。

運動後，「腫脹」的肌肉需要恢復原狀，因此有更多的血液在肌肉流動。血液提供了高能量的營養，以充實為了重建肌肉而保留的物質。另外，淋巴與靜脈的血液，則會帶走廢棄物質和受到破壞的肌纖維碎片。

體能訓練與循環系統

耐力或「持久力」訓練，要學習的是長時間使用力量的能力，取決於運動員能獲取多少氧氣量（耗氧系統）；換言之，越有能力得到氧氣，耐力就越好。

氧氣靠著肺部的運作過程，將氧氣運到肌纖維，氧氣通過氣 - 血屏障抵達血液，接著又被紅血球帶走。有了氧氣的血液被心臟推向運動中的肌肉，從中經過動脈、小動脈和微血管。

血液和纖維之間的氣體交換，發生在微視層面。一個人所能發展

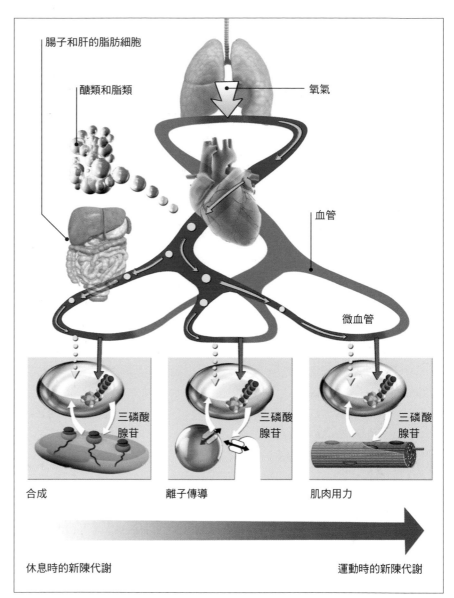

▲ 休息時與運動時的代謝循環。

的耗養能力，要根據他的體育活動效率來估計，另外也要知道其細胞代謝和適當傳送氧氣的能力。總而言之，循環系統的氣體交換能力優劣，關乎運動員的耐力是否足夠。而有氧訓練，正是培養耐力的最主要訓練。

為什麼要做耗氧訓練？

微血管系統與肌肉的結締組織平行，嵌入其內，負責澆灌附近的肌纖維。

耗氧訓練會增加圍繞在纖維附近的微血管數量，進而提升獲取氧氣的能力。

器官

1

身體各部位的器官和肌肉會在運動後感到疲勞。肌肉發脹與血液酸度增加有關,其多與離子濃度的改變有關。肺部加快氣體交換的速度,吐出更多的 CO_2,企圖彌補運動後偏酸的體質。

另外,其他的肌纖維和肌膜需要進行代謝和排毒,而肝臟和腎臟將負責這一項清理工作,所以也必須加速循環。

器官的工作與運動

運動後,心跳加快,是因為心臟要輸送大量血液,前往肺、肝和腎臟。反之,身體休息時,血液將血糖儲存在肝臟,成為肝糖;同理可證,運動後的肌肉也能獲得一份儲備糖原和三酸甘油脂。

最後,體能活動在神經系統產生中央性(心理方面的作用)和周邊性(傳導、協調、神經肌肉接觸等方面)的勞累感。

按摩的作用

按摩直接與皮膚、真皮和表層筋膜發生作用,而這些組織將作用傳至肌肉、骨骼和關節,進而影響組織內的血管和神經。在這一壓一鬆之間,就能清理並滋養受傷的肌纖維。靜脈回流讓大的靜脈血液流通,不但提升了心輸出量、也提升了肺循環(氣體轉換)和腎的過濾功能。此外,按摩在神經末梢產生的作用,也能幫助中央和末梢神經系統恢復疲勞。

從大到小

上述按摩作用我們是以宏觀角度來解釋。相對於此,若以微觀角度來說,深層組織的按摩能改變基因複製、細胞內部狀況、纖維膜之間的物質傳輸以及基質狀況(Steccco,2001;Pilat,2007)。反之,若以宏觀來看,按摩則發揮了系統性的效果,同時在細胞裡引起生化層面的作用。

按摩的電生化效果:
機械訊息傳遞

按摩的機械作用讓身體做出微細的深層生理反應;這個反應機制稱為「機械訊息傳遞」,在細胞膜把機械訊號轉變成電勢;也就是說,把一個機械性的刺激(按摩的動作)轉成一個化電反應(組織再生)。

在分子層面,這些刺激讓筋膜

的蛋白質與基底膜及細胞壁連結。細胞的架構由「微管」一面支撐胞器,一面調節細胞裡面的環境。當這個蛋白網繃緊時,細胞膜會電極化,然後發生物質流動,細胞骨架要適應這些變動,促使基因物質開始運作,讓內部環境恢復平衡。

▼ 機械訊息傳遞的作用
按摩的三維牽拉會影響所有組織。按摩造成的力學傳遞路徑來自生物「碎形」的概念,意指每個部分互相牽連,組成一個整體的運作方式。

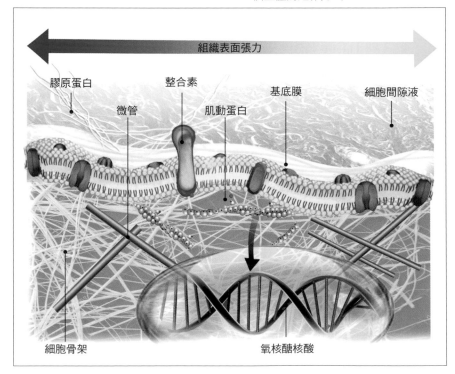

組織表面張力

膠原蛋白　整合素　基底膜　細胞間隙液

微管　肌動蛋白

細胞骨架　氧核醣核酸

肌肉激素：
做為內分泌腺的肌肉

　　肌肉與身體整合的過程，部分歸因於一種稱為「肌肉激素」的荷爾蒙。骨骼肌除了已知的行動系統功能，還被視為一種「分泌腺體」（Pedersen 與 Febbraio，2008）。

　　其一，肌肉激素負責刺激局部性和全體性的新陳代謝。關於局部性代謝，肌肉的荷爾蒙刺激最善於收集葡萄糖的纖維、氧化內部油脂。原則上，它會造成肌肉增長，讓衛星細胞或肌細胞成熟，進而增加和修復血管網。

　　其二，肌肉激素能幫助肌肉準備做運動。關於全體

性代謝，肌肉激素能分解脂肪組織的脂肪，釋放肝臟的肝糖，激發腎上腺的皮質醇，激發消化系統分泌胰島素，促進血管的修復和成長，和製造新生骨骼。

　　總的來說，肌肉激素會告訴身體肌肉在活動，接著啟動能夠提升表現的機制：運輸充滿能量的物質，改善血液流通，然後進入警戒狀態。除此以外，肌肉激素還負責調整肌肉，讓肌肉增大，以適應訓練過程。

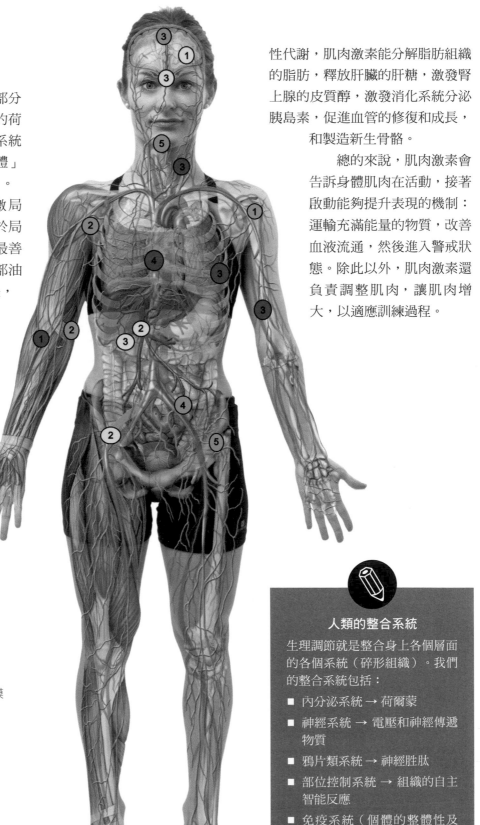

▶ 生物整合系統
生物整合系統包括循環系統（能量與物質傳輸）、筋膜系統（動作和內部支援）和神經內分泌系統（系統整合）。

紅圈循環系統
❶ 動脈、微血管
❷ 靜脈
❸ 淋巴腺
❹ 心臟

藍圈筋膜系統
❶ 皮下組織
❷ 韌帶、肌腱、腱膜
❸ 腦膜、神經膠質細胞、神經的外膜
❹ 心膜、腹膜、縱膈
❺ 軟骨、骨膜

黃圈神經分泌系統
❶ 腦神經系統
❷ 神經胜肽
❸ 內分泌系統

人類的整合系統
生理調節就是整合身上各個層面的各個系統（碎形組織）。我們的整合系統包括：
■ 內分泌系統 → 荷爾蒙
■ 神經系統 → 電壓和神經傳遞物質
■ 鴉片類系統 → 神經胜肽
■ 部位控制系統 → 組織的自主智能反應
■ 免疫系統（個體的整體性及個別性）→ 細胞及抗體。

骨關節系統

身體的平衡和活動都得依靠骨關節。運動的時候,我們需要固定身體的某些部分,為活動的部位提供穩固的基底。基本上,要同時維持動與不動,我們的骨骼、關節、筋膜和肌肉都要進行「機械性」的動力。

運動器官被視為一種槓桿機制,關節是支撐點,骨骼是力臂,而體重和肌肉組織等提供(不定的)作用力,這就是生物力學的機械原理,但用來理解人類身體的運動,則稍嫌不足。

流暢的生物力學

「生物槓桿」的支撐點不固定,會隨著動作一直改變,移到不同部位的軟骨關節。關節旋轉的軸心會改變位置和方向。同時,骨骼的相對位置也會挪動。其實,關節表面的運作「方法」一直在變:它不固定,是一個流動性的機件。骨骼不是堆積在一起,而是浮動在關節軟骨上,呈現靈活又潤滑的狀態,富有適應性。

體育動作的調整和差異性

關節功能的多元性,可用手肘伸縮的例子說明,不論是要伸、還是要縮,都有不同的「角度路線」,而且就算我們重複做出那個動作,第二次的路線和第一次的路線也會有所不同。關節的動作因應環境改變而具有差異性,能適應改變,讓動作更精準有效。

腦部根據感覺訊息,發出動作指令。當我們進行一個動作,環境會因之改變,關節以靈活的「小動作」調整骨骼的位置。動作必要精準、簡明而且有效率。力線不斷增加振動,關節收縮則按照當時需要的動作持續進行調整。

「大動作」與「小動作」

有時關節有點卡卡的,是為了有效阻礙動作,降低該部位的關節活動度。由此可見「大動作」來自「小動作」的活動度。

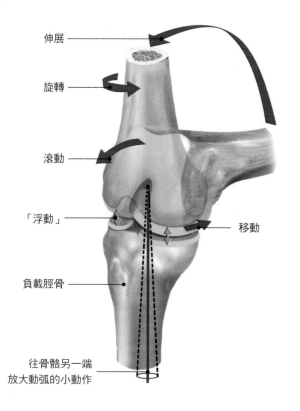

伸展

旋轉

滾動

「浮動」

移動

負載脛骨

往骨骼另一端
放大動弧的小動作

◀ 膝蓋關節
由於關節軟骨上的骨骼可以「浮動」,因此能進行大動作和小動作,甚至在關節運作完全協調的時候(也就是擺出最穩的姿勢),骨骼之間還是處於互相振動的狀態。

助適應與反助適應

負載股骨

「浮動」

滾動與移動

旋轉

伸展

往骨骼另一端
放大動弧的小動作

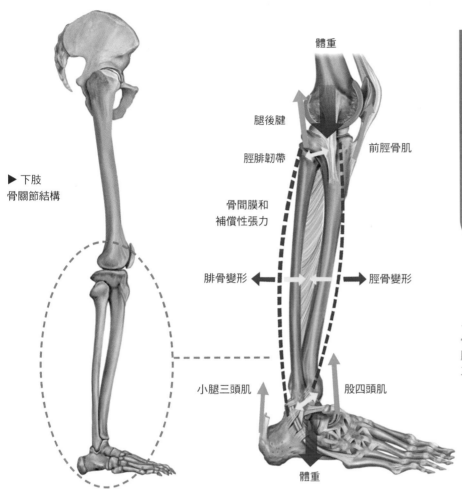

▶ 下肢
骨關節結構

體重

腿後腱

脛腓韌帶

前脛骨肌

骨間膜和
補償性張力

腓骨變形 ◀——▶ 脛骨變形

小腿三頭肌

股四頭肌

體重

軟骨組織

骨組織具有負重的能力，但它的內部設計不是硬梆梆的，而是具有一定的柔軟度。如此，其在負重時才不會變形。

此外，骨骼受到撞擊時，有筋膜來抵消使它變形的力量。因此，無論跑步或跌倒時，筋膜都能減緩骨骼承受的衝擊力。

◀ 生物整合機制
骨骼的彈性和骨間膜的張力，配合肌筋膜系統共同吸收減緩腳踩在地面的衝擊力，產生保護作用。

小動作和大動作

　　關節能做出各種動作。球窩關節能夠六個方向轉動：伸縮，橫向傾斜（左右）以及轉動（左右）；這些都屬於可以看見的「大動作」。

　　另外，關節面也能做一些幾乎不能察覺的輕微動作，稱為「小動作」。關節面與關節面進行表面滑動摩擦，互相擠壓或鬆開（MacConail 與 Basmajian，1977）。關節能前、後、左、右移動、擠壓和鬆開，總共有十二種動作：包含六種大動作和六種小動作。

關節軟骨

　　關節軟骨雖然看起來很硬，但其實具有一定的彈性和柔軟度，因為它內部的親水性分子，讓它充滿了水，類似一個外表能承受極大壓力的泡沫或海綿。軟骨的預力結構來自內部的膠原蛋白，它們能承受組織「泡漲」的壓力。當富有彈性的軟骨表面要去適應與它相應的另一個表面時，則要作出「大動作」和「小動作」。

關節活動

　　在這裡提到的「活動」一詞，指的是承受著一個或者好幾個作用力的動作，其中包括旋轉、移動或傾斜。這些動作讓關節更有活動性。運動時，要「移動」骨骼關節的兩端，並拉動關節囊和韌帶。

　　一旦關節功能出問題，動作的弧度就會受到限制，成為病理障礙，導致關節失去彈性。

　　當我們進行扭轉和旋轉的運動，骨骼在連接的地方互相滾壓，而產生滑動、扭轉和移動的動作，讓關節鬆開，做出調整用的小動作，擴大該關節的動作幅度。

肌肉發炎與疼痛

疼 痛是一種「訊息」，是一個症狀，是體內的一種主觀感覺。組織受傷時會帶來疼痛，可是傷害本身並不是一種痛。基本上，人類的痛感是一種保護機制，是一種訊息，它告訴我們身體某處受傷了，避免我們持續作用該處，使傷害擴大。

疼痛的意思

痛的感覺根據情緒、經驗和神經系統處理感覺訊息的方式，會因人而異。事實上，痛的「意識」跟傷勢的程度不成比例，參與這個感覺的還有回憶（記憶）、對於傷處的注意以及當時的心情等。

這個訊息在「神經－自我」間起了作用，引起的反應包括：如何看待痛感；所有相關的情緒（焦躁、恐懼、不安等）；隨意或非隨意的動作；壓力感（皮質醇與腎上腺素）；還有其他免疫性和神經胜肽方面的反應。總的來說，我們對於痛的反應大小，與個人自我意識和記憶等有關。

疼痛的來源

除了外部傷害，讓運動員感到疼痛的原因有很多種。其中，劇烈的運動後，身體為了加快肌肉的新陳代謝，會累積乳酸，導致肌肉的血液流量減少；而這就是疲勞的痠痛感。

此外，肌肉痙攣也會帶來疼痛，直接原因是抽筋（刺激壓力感受器），而間接是因為肌肉緊縮，掐緊了血管。痙攣造成的供血量不足，也會阻礙肌肉的新陳代謝，使疼痛感增加。

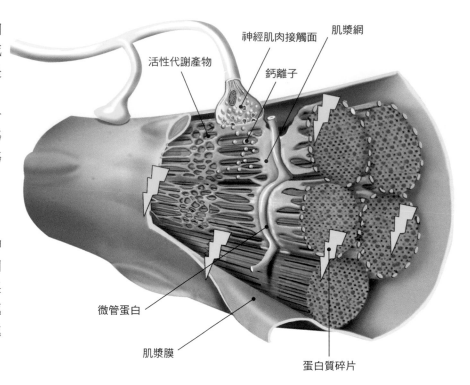

▲ **肌肉的發炎和損傷** 肌肉一旦緊張，就會破壞收縮結構、肌漿網和肌筋膜的外層，導致肌肉發炎腫脹，有的時候會感覺「痠」，接著才會開始恢復。

肌肉發炎

肌肉嚴重抽筋時，在顯微層面上來看，肌肉纖維呈撕裂狀，致使這個收縮器官遭到損害。肌動蛋白、肌球蛋白和細胞內膜的碎片到處遊走，就會出現導致疼痛的化學物質，因此啟動肌肉發炎的機制。發炎是一種防禦程序，其會造成生化和血管方面的反應，包括系統性的反應，主要為了啟動受傷組織的修復機制。

發炎的四大症狀

肌肉發炎會伴隨明顯的發熱、泛紅等症狀，原因是局部水腫和血管擴張，增加滲透性、無力感或功能異常與疼痛。事實上，運動和發炎有著密不可分的關係。

肌肉發炎和疼痛

激烈運動帶來的肌肉發炎，

基本上，身體馬上就能進行修復：免疫系統被激發，白血球開始清除死去的組織和殘渣；同時，血管開始擴張，微血管往受損部位釋出液體（水腫）。接著肌肉發脹，變得又硬又痛，這樣的張力撕裂會破壞肌肉和結締組織（Schoenfeld，Contreras，2013）。

換言之，激烈運動後會造成肌肉的細微創傷，這個創傷，身體會啟動局部腫大的步驟，開始進行修復工作；大家熟悉的「痠痛」就是這個過程的後果。痠痛大約是在運動後的 24 ～ 48 小時內出現（因人而異）。目前這個現象被簡為 DOMS，也就是「延遲性肌肉痠痛」。

痛感訊號傳輸

痛的訊息（痛感）會先傳到脊髓，經過處理後，再傳到大腦或直接被放棄。脊髓的反射網能在訊息上升以前，產生逃避的行動。例如：我們在「意識到」會被燒傷以前，手就已經離開火了。這個機制讓我們遇到危險的時候，能夠迅速地做出反應。

大腦的視丘、下視丘和邊緣系統都能接收和分析痛感神經傳來的訊息，進而（不一定會在這裡發生）產生疼痛的「感覺」，啟動防禦機制。同時，大腦會對細胞神經發出訊息（胺多酚和腦內啡），傳達痛的感覺。

按摩的效果

按摩可以刺激皮膚和筋膜的感覺器，釋放大量訊息給脊髓。原則上，各種感覺訊息（例如冷、壓力、振動力）最終將會抵達同一個點，在那裡集中整理，避免脊髓功能崩潰；這是一種閘門控制系統（gate-control），能麻醉紓緩症狀。

對運動員來說，按摩是一個休息窗口；而治療師則要趁這個時候活動運動員的身體，或者使用其他的修復技巧。

▶ **痛感的上行通路和下行通路** 痛感從受傷的組織往上傳到腦部，在大腦成為意識，作出反應，接著啟動調幅機制，往下傳達指令。

壓力訓練

直接影響

■ 破壞纖維、肌節和神經肌肉接觸面。
■ 撕裂筋膜和肌肉膜。
■ 破壞有收縮作用的細胞骨架。
■ 累積鈣和酸，像是乳酸、銨等。
■ 細胞裡面的分子（肌動蛋白、肌球蛋白、激酶等）。
■ 發炎分子（介白素、前列腺素、細胞激素等）。

後續影響

■ 吸引巨噬細胞和淋巴細胞。
■ 荷爾蒙失調。
■ 動作不協調、肌肉痙攣。

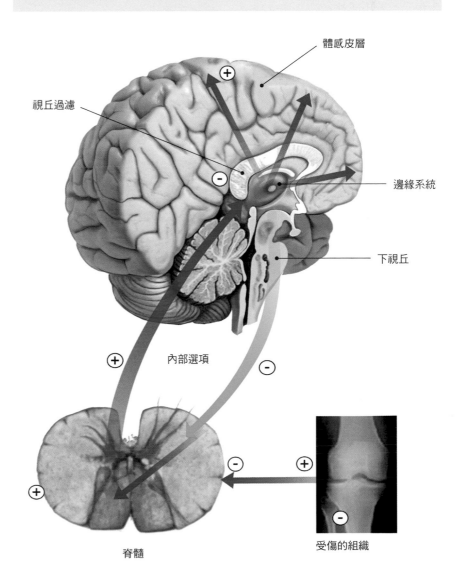

體感皮層

視丘過濾

邊緣系統

下視丘

內部選項

脊髓

受傷的組織

1

生理和心理反應

現在，我們大致介紹一下按摩會產生的一般身體反應。按摩有各種形式，其效果會因為手法不同，而有所差異。此外，不同的按摩手法，其涉及的身體部位和層面也不盡相同，所以最後獲得的效果也會不同。

按摩的作用：直接作用、反射作用、延後性作用和整體性作用

基本上，按摩追求兩種生理作用：直接作用及反射作用。而這兩種生理作用都能促成一種延後性的作用。當然，我們也要知道按摩後一定會出現整體的身心作用（參看P.41），讓被按摩者獲得內在心理的穩定。

直接作用或完全性生物力學作用會出現在施展按摩的部位，是因為直接對組織使用了壓力、摩擦力或機械性的擰轉力。例如：皮膚經過摩擦以後增加溫度；使用一個療程的幫浦法和揉按法以後，改善血液循環；使用了深層橫摩法而解決了結痂組織的粘黏問題等。

此外，間接作用或反射性生物力學作用，也被稱為分段作用，指的是在身上某個部位施力，然後在另一個部位產生效果。這樣的作用方式，來自轉換刺激或抑制神經和內分泌通路，其效果包括：整體性的放鬆、增加微循環、鎮痛、穩定神經系統等。

效果的持久性

延後性的按摩作用，指的是治療完畢經過一段時間後，能繼續保持下去的按摩作用。例如：減少或停止疼痛、防止痙攣、調整血管提供營養的功能等。

因為按摩治療，本身就是一個交互性強大的多元作用，所以能夠提供對身體有益的整體效果。

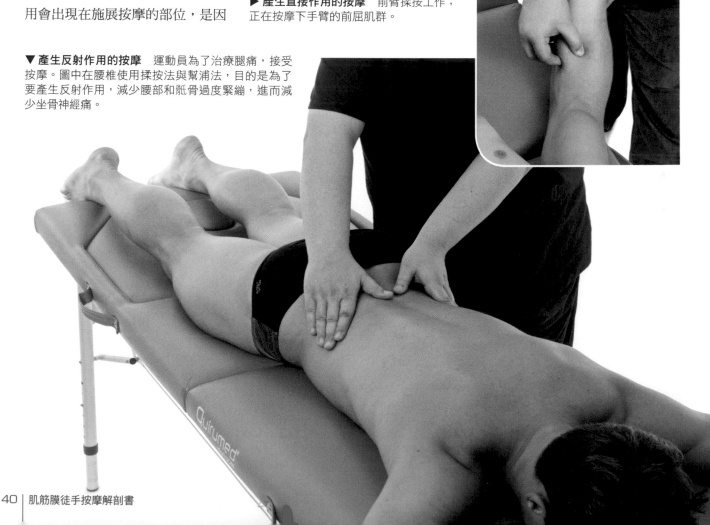

▶ **產生直接作用的按摩** 前臂揉按工作；正在按摩下手臂的前屈肌群。

▼ **產生反射作用的按摩** 運動員為了治療腿痛，接受按摩。圖中在腰椎使用揉按法與幫浦法，目的是為了要產生反射作用，減少腰部和骶骨過度緊繃，進而減少坐骨神經痛。

心理反應和整體反應

職業運動員承受著嚴厲的考驗，不論是心理或生理都承受極大的壓力，因此運動員容易顯得疲勞、鬱悶或焦躁、甚至精神不能集中，無法正常表現自己應有的運動能力。除此以外，最近研究指出，焦躁會提高運動員受傷的頻率。

運動按摩的目標，是調整運動員身體狀態和預防受傷。近幾年來，因肌筋膜按摩法的興起，更開始講求身心整合的按摩法。

常態按摩的節律要慢，並配合運動員本身的「時機」（timing）調整療程。療程採用漸進的方式，因為運動員需要時間去反應、穩定、整合按摩帶來的身體轉變；其中附帶的放射性放鬆作用和舒適感覺，因而改變運動員的情緒，用平靜及安穩代替焦躁。

非生物力學的反應

若要調整全身性的壓力和局部性的肌筋膜緊張，按摩是一個很好的選擇。除了已經描述過的原因以外，也因為治療師堅定的雙手和其會積極聆聽，一面治療一面鼓勵，進而給予選手信任感。

此外，為了達到按摩帶來的放鬆感，手法使用的方式必須讓選手在整個療程中保持輕鬆。一般強調呼吸緩和，接受及整合受傷組織的變化，如此心率和血壓會緩和，同時促進消化，還能調整因為壓力和焦躁造成的睡眠障礙。

靜態合作

肯相信別人，不抗拒治療師治療自己的運動員，已經備好接受按摩益處的心理，選擇「靜態合作」的態度去面對治療師，因此他能得到比預期中還要好的按摩效果。

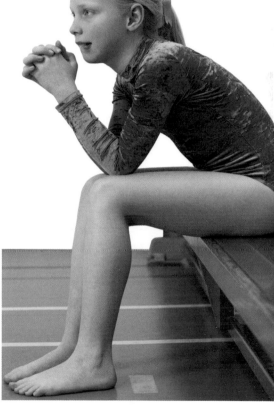

▲ 年輕的體操選手為了達到最好的表現，自我要求嚴厲，承受著極大的心理壓力。

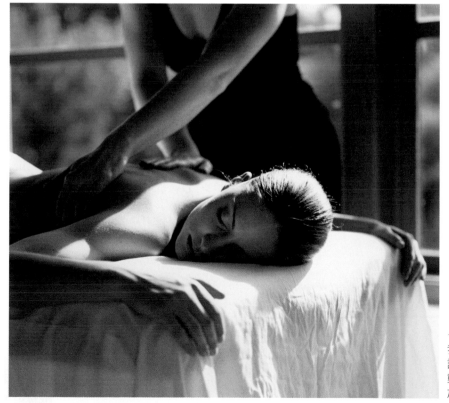

◀ 呼吸的節奏　我們採用的呼吸方式與我們的放鬆能力息息相關。為此，有意識地練習呼吸技巧很重要，應該納入運動按摩的環節中，因為這個技巧能幫助放鬆和身心整合。

姿勢、空間和器具

有效按摩的基本條件,在於輕鬆使用正確的手法。每個療程、每次接觸都要顧及正確的「時機」和頻率,控制好這些微妙的元素,就能幫助運動員放鬆,緩解焦躁,改善現況。

運動員的姿勢

按摩治療時,運動員的姿勢是否舒適,對按摩效果有相當程度的影響,而姿勢體位要根據按摩的部位進行調整。

趴睡(臉朝下平躺)用來按摩背部。處理腰椎不適的時候,要在骼嵴的部位放置一個枕頭,避免不舒服。趴睡的時候,頭部面向一側,也可以面向下、把頭放在床洞。雙臂可隨運動員的喜好放置,要按摩胸帶或肩膀的時候再移動。若要再舒適一點,可以將滾筒墊在腳下。

平躺(臉朝上)可以按摩前面。要墊一卷毛巾放在膝蓋下面,另一卷放在頭下面,以免增加腰椎弧度。若是因為某種原因運動員不能忍受保持這個姿勢,或者需要舒適地按摩身體側面,可以利用側躺(面向一側)的體位,同時讓胯部和雙膝彎曲。毛巾捲放在兩膝之間,會讓運動員感覺更舒服一點。

另外,還有正坐(坐著)的按摩姿勢。比賽中,這種姿勢能讓運動員在按摩的時候,不會分散他對賽事的注意力。

▼ 徒手按摩最常見的姿勢:❶ 趴睡;❷ 平躺;❸ 側躺;以及 ❹ 正坐。其實還有其他不同的姿勢,無論如何,選擇對的按摩姿勢,主要都是為了避免治療師和運動員在療程中受傷,同時方便接觸需要按摩的所有部位。

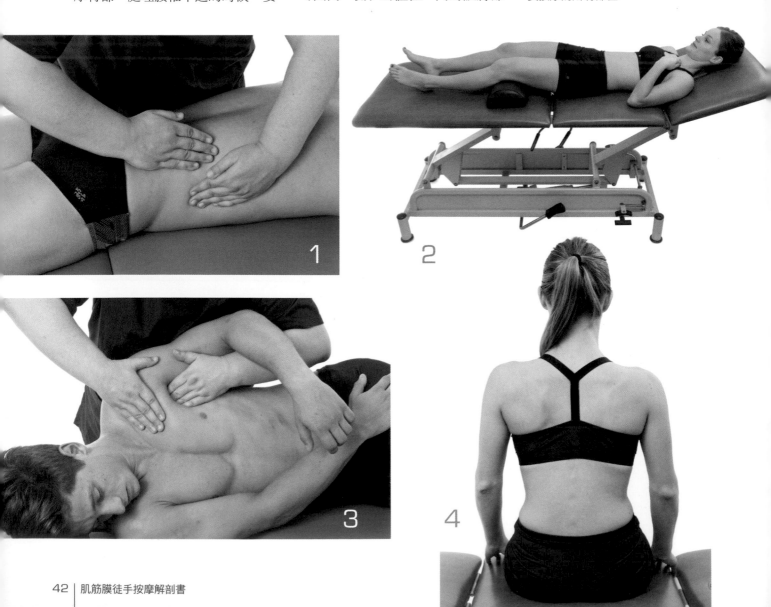

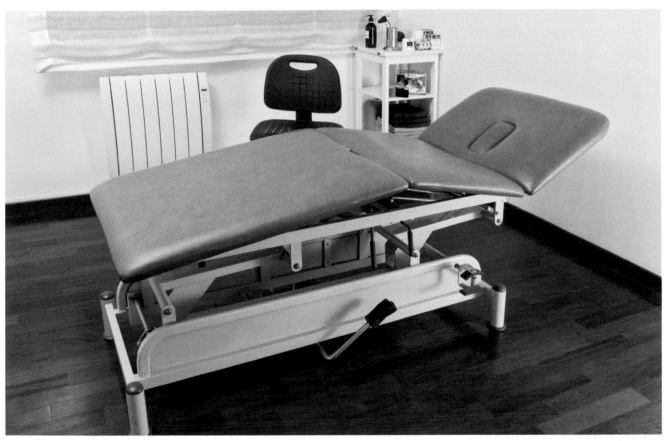

▲ 運動機構內的按摩空間。圖中可見一張油壓三段式的按摩床。治療師的椅子有輪子，另外還有許多毛巾、問診器具以及按摩、治療、清潔和包紮用的工具。

按摩的空間

　　按摩時，最好還是要有一個專門獨立的空間，來照顧選手。雖然地方會隨著賽事的地點改變，有時是一間更衣室、有時是旅館的房間、有時甚至是露天的賽場。若是露天的按摩療程，還是要在一個比較有隱私性的地方進行，至少能夠在地上鋪一張墊子或放一張移動式的診療床。

　　若是一般的診療室，基本上一定會有一張按摩床，和常用的器具，例如滾筒、毛巾或運動員蓋的小被子、按摩精油和乳霜、清潔用的肥皂和酒精等，以及整組的醫藥箱（檢查是否齊全、藥物不能過期）。此外，按摩的地方要與室內其他地方做出區別，空氣要容易流通，同時能夠調整溫度和光線，還要有衛生間和洗手台。

按摩的器具

　　運動員最少會在床上 15 ～ 20 分鐘，因此按摩床一定要舒適、堅固、質地適中，以免前功盡棄。按摩床最好能調整高度，建議用幾塊可以活動的床板組合，並讓床頭有洞可以放臉。

　　市面上有固定式的床和移動式的床，也有電動、油壓式、甚至手動式的床，但要注意床寬一定要有 60 ～ 70 公分。上述的建議，主要都是為了讓運動員能夠感到舒服，同時治療師也能好好工作，避免不易按摩、緊張或自己受到傷害。

營造舒適按摩環境

空間佈置擺設目的，主要是為了提升按摩的效果，讓運動員快速進入放鬆狀況。我們可以利用輕鬆的音樂，或使用香氛精油，製造舒適氣氛。但最重要的是，治療師要全神貫注，並使用正確的語調和嗓音，才能達到最佳按摩效果。

按摩的準備

治療師的姿勢

運動按摩需要很大的體力，因為每天重複某些相同動作，治療師要承受龐大的集中式機械壓力，也非常容易受傷，因此姿勢正確很重要。

為了讓按摩有效果，治療師的身體姿勢必須要正、用力一致。因為鬆散的按摩，反而會給雙方帶來壓力，治療師自己也可能因此受傷，適得其反。

按摩與身體動力學

治療師進行按摩動作時，會使用全身的力量。因此，除了動作要專業熟練外，還要學習事半功倍的力量使用技巧，避免疲勞、緊張和受傷。換言之，治療師必須懂得拿捏正確的按摩力量，才能給予最好的治療效果。

輕鬆柔和下手，聚精會神傾聽

手法的使用方式跟身體姿勢一樣重要。兩手要放鬆，敏感度全開，以準備找出可能有問題的組織。藉著每天徒手按摩，治療師也能同時鍛鍊雙手的敏感度。

我們可以從活動手部開始訓練，一面按摩一面放鬆，進而鍛鍊敏感度。觸感敏銳以後，使能夠「聽到」身體部位的壓力轉變，從表層（皮膚）到深層（骨骼），不需要太用力就能感覺到其中的變化，再換一個部位繼續按摩。

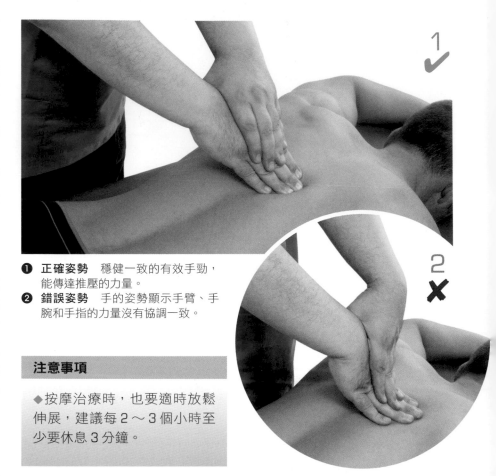

❶ **正確姿勢** 穩健一致的有效手勁，能傳達推壓的力量。
❷ **錯誤姿勢** 手的姿勢顯示手臂、手腕和手指的力量沒有協調一致。

注意事項

◆按摩治療時，也要適時放鬆伸展，建議每 2～3 個小時至少要休息 3 分鐘。

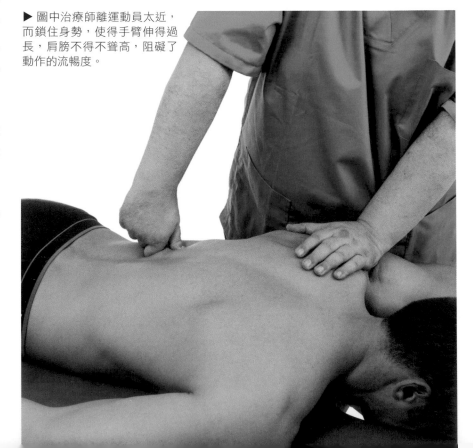

▶ 圖中治療師離運動員太近，而鎖住身勢，使得手臂伸得過長，肩膀不得不聳高，阻礙了動作的流暢度。

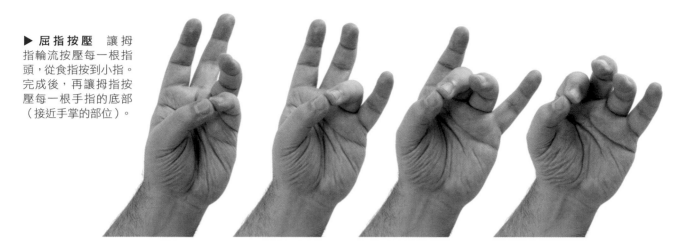

▶ **屈指按壓** 讓拇指輪流按壓每一根指頭，從食指按到小指。完成後，再讓拇指按壓每一根手指的底部（接近手掌的部位）。

手部運動

建議治療師最好學會一些鍛鍊手、手臂和胸帶部位的運動，每天鍛鍊，可以提高按摩的力道掌握。

首先要搓掌弄熱手掌的組織，以促進血液循環；要用拇指與其他手指對按的運動來促進手的靈活；或者用另一手製造阻力，增加手掌的張力。

這些運動能釋放集中在上肢與胸帶的過多壓力，幫助治療師準備按摩工作。

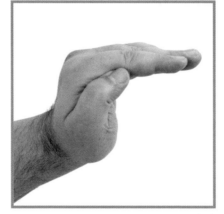

蛇式 這個動作能促進手掌內部肌腱移動；表層肌腱的活動度比深層肌腱的活動度大。

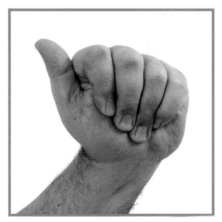

握掌 這個動作能幫助手的移動，比起肌外膜和骨骼，這裡的表層肌腱比較有活動性。

借力使力，按摩更有效率

治療師也要懂得運用身體，瞭解在按摩的時候應該擺出什麼姿勢，用最省力的方式，達到最好的按摩效果。

一個幫助胸帶和髖部用力、方向協調一致的好姿勢，可直接影響施壓的角度，讓療程更有效率，同時避免消耗過多體力。

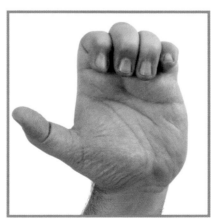

豹爪式 這個姿勢讓表層與深層的肌腱一起移動至極限，同時大幅運動了深指屈肌。

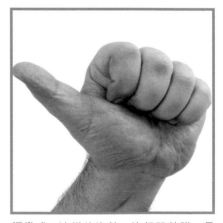

握拳式 這樣的姿勢，比起肌外膜、骨骼和組織表層，主要是可活動到深層肌腱。不論是深指屈肌或表指屈肌，都能獲得最好的訓練。

健康調查和資料收集

在直接接觸運動員和訪談前，最好正式填寫一份「健康調查」問卷。由問卷瞭解個人資料，建立簡短的病歷，以掌握運動員的整體狀況。

問卷細節與資料

健康調查問卷，主要是收集傷處病歷，尤其要知道選手以前是否有類似問題。另外也需要知道選手是否開過刀、接受過哪些治療等。

關於傷痛，必須知道受傷發生的時間與原因：是在訓練以前受的傷、在比賽中受的傷？還是在比賽結束後才受傷？這些指標與運動員的疲勞程度相關。此外，身體檢查包括評估動作模式與關節活動度，也要檢查四肢肌肉的張力、不對稱的地方以及動幅障礙。另外，

也可以詢問當事人的心理習性以及家庭病史等。這些指標都會出現在P.48 ～ 49 的健康調查問卷中。

至於業餘運動員，則要詳細記錄當事人的職業，一天工作幾個小時，還有哪種工作需要的生理特質。這些資料能幫助治療師分析當事人每天進行的工作，在哪種程度上影響了他身體的運動。

測試與調整數據

治療師在訪談和體檢時，最常發現運動員的訓練方式錯誤，這種情況最容易出現在業餘運動員的身上；技術上的錯誤可能造成壓力及傷害。若治療師擁有相關知識，或者與體能教練配合，就可以指導運動員調整那些已經開始影響表現力的錯誤點。

治療師需要良好的溝通能力

治療前的訪談要條理有序，務必將各種症狀調查清楚。事實上，治療師需要具備一定的條件，例如溝通能力、掌握訪談的時間、引導選手講出自己的困擾等。

一個好的訪談者不能把不同性質的問題混在一起；要先仔細聆聽，再進行詮釋。整個過程要使用別人聽得懂的話語，就算使用的是很專業的詞彙，也要用簡單的話語，清楚表達。

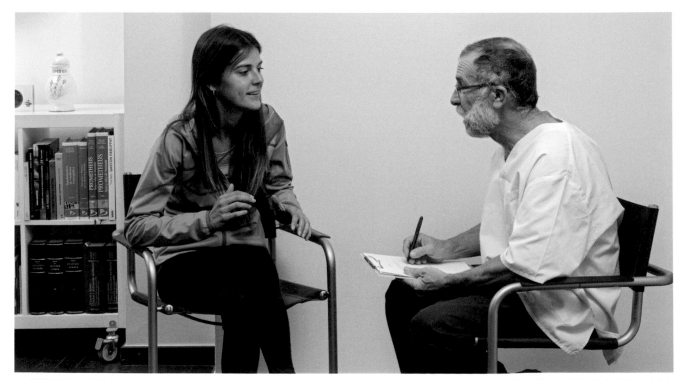

▲ **問診訪談**　實際上，問診資料收集也是讓傷者進入診療狀況的一環；這是看診和治療最基本的環節。此外，問診收集到的資料也有利於以後的追蹤治療。

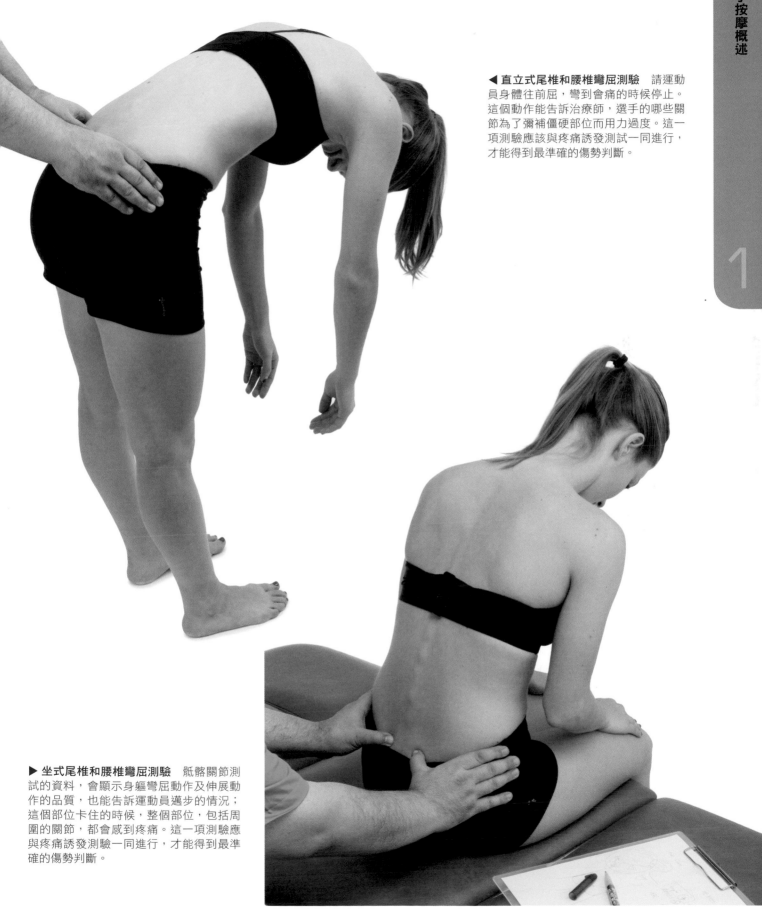

◀ **直立式尾椎和腰椎彎屈測驗** 請運動員身體往前屈，彎到會痛的時候停止。這個動作能告訴治療師，選手的哪些關節為了彌補僵硬部位而用力過度。這一項測驗應該與疼痛誘發測試一同進行，才能得到最準確的傷勢判斷。

▶ **坐式尾椎和腰椎彎屈測驗** 骶髂關節測試的資料，會顯示身軀彎屈動作及伸展動作的品質，也能告訴運動員邁步的情況；這個部位卡住的時候，整個部位，包括周圍的關節，都會感到疼痛。這一項測驗應與疼痛誘發測驗一同進行，才能得到最準確的傷勢判斷。

1

製作一份「運動員健康調查」問卷，需要先查閱相關資料，直到找出最符合治療師需求的問卷，才能找出最適合運動員的治療手法。下面這兩頁「運動員健康調查」問卷的範本，各位可以直接影印使用，也可以視需求增加問題，以下主要是記錄一定要問的基本問題。

「運動員健康調查」問卷範本

病歷號：_____ 訪談次數：_____ 日期：_____ / _____ /

姓名：_____

電話：_____ 聯絡電話：_____ 電子信箱：_____

出生日期：_____ / _____ / 國籍：_____ 城市：_____

運動項目：_____ 每周次數：_____ 每天幾小時：_____ 訓練多久：_____ 年

身高：_____ 體重：_____

前面
左前方   右前方

左 ←———————→ 右

背後

在痛的部位畫上標示

↻ 往右 / 左旋轉

＝ 痙攣

⌄⌄ 僵硬

⊗ 激痛點

〰 纖膜炎

視覺模擬式臨床痛感評估

不痛   劇痛

家庭病史_____

就診原因

哪裡痛？_____

從什麼時候開始痛？日期：_____

第一次感到痛的時候，正在做什麼？_____ 是怎麼弄痛的？_____

結果有完成訓練嗎？還是提早離開了？_____

什麼時候會覺得痛？_____ 怎麼樣會更痛？_____ 怎麼樣比較不痛？_____

以前有過類似的傷嗎？_____ 日期：_____

現在有什麼感覺？_____ 會不會麻？會 / 不會 哪裡會麻？_____

現在或以前的治療方法：_____

其他：_____

整體性評估

整體健康狀態：

社交環境：

最近體重有沒有改變？有／沒有　　　　多少公斤？　　　　公斤

感覺沒力氣嗎？有／沒有　　怎麼看出是沒有力氣？

疲勞？有／沒有　　什麼時候覺得疲勞？　　　　　　　　有沒有發燒？有／沒有　　體溫：　　℃

有沒有過敏？有／沒有　　對什麼過敏？

皮膚狀況：

牙齒狀況：　　　　　　　　　　　　磨牙：

鼻子：　　　　　　　　　　有沒有流血？有／沒有

生活習慣

睡眠：　　小時　　水分攝取：　　公升　　咖啡：喝／不喝　　香煙：抽／不抽　　酒：喝／不喝

檢查

關節活動度 ROM　　脊椎

　　　　　　　　　四肢

組織的緊張狀態：

痛點位置：

能不能做出動態收縮？能／不能

能不能出力抵抗我的手？能／不能

初診結論

受傷：

疲勞、過度使用、動力失調、重複性壓力、僵直、撞傷、鞭傷、關節症候群、挫傷、腹脹、局部／全面受損、骨折、開刀等

受傷原因：

張力增加或減少、淤血、肌肉僵硬、激痛點、抽筋、挫傷、水腫、肌肉異常、黏液囊炎、粘黏、等…

初診附註

治療，使用手法：

療程結束觀察：

療程結束反應：

下次療程掛號：　　　（年）　　　（月）　　　（日）　　　（時間）

同意切結書

本人　　　　　　　　已成年，身份證字號為　　　　　　　　，在此表示已經獲得治療解說，了解內容，樂意接受各種按摩的益處，以及接受各種按摩附帶的危險。各種按摩包括伸展，活動關節和包紮等技巧。本人知道治療是為了改善本人的健康，雖然可能例外出現不良的反應和效果，卻仍接受治療。

簽於　　　　　　　（地點），　　　（年）　　　（月）　　　（日）。

運動員簽名　　　　　　　女士／先生　　治療師簽名

　　　　　　　　　　　　　　　　　身份證號碼

體格檢查

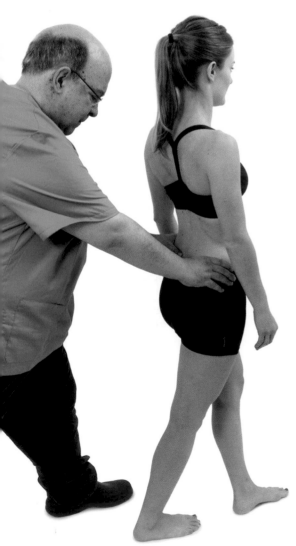

在對運動員進行任何治療以前，首先要做最基本的體格檢查。測驗本身從訪談的時候就已經開始，要觀察對方進入診所時的動作，如何行走、入座等，同時也要注意對方怎麼支撐身體，或者怎麼脫衣服等。看診時，治療師必須能觀察對方說痛或不舒服的部位，看起來是否正常，為此治療師需要擁有好的「臨床眼」。換言之，要能看見問題，再把眼中所見的問題，與患者所提出的問題結合起來，做出最好的治療判斷。

觀察第一

治療師要站對位置，才能觀察到細節。這裡所說「站對位置」，指的是以對方為軸，可以站在各個方向（上下、前後、左右、斜面等）的對稱中心點。只要站對位置，即使對方平躺時，也可以仔細地進行多面向的觀察。

檢驗將從腳開始，再往上；或者從頭部開始，再往下。眼睛要能直視觀察部位；要注意檢查運動員的隨意動作，不管是不是治療師要求的動作，都要觀察；另外，也要觀察運動員不經意時做出來的非隨意動作。

比較兩側，找出不對稱的地方

上述的檢查方式，建議左右兩側分別進行，以相互比較，得知選手的重心如何分佈，且還能看見骨骼和肌肉不對稱的地方，以及軀幹上下、前後、左右的整體狀況。治療師要更仔細找出可能正在發炎的部位、異常的動作幅度、結疤、長繭等問題。另外，有一些工具可以幫助我們進行更精細的比較，例如：錘球、方格鏡等。

慣用眼

為了方便檢驗，我們要知道檢驗人員習慣用的是哪一隻眼。把兩臂向前伸直，揮動雙臂畫一個小圈。睜開雙眼，看著圈子中間的某物。

接下來，輪流閉上一隻眼、再閉上另一隻眼。習慣使用的那一隻眼，就是能一直注意圈子中間的那一隻眼。

建議治療師用慣用演眼找出不對稱的部位，評估重力分佈的情況，以及觀察體積、補償動作等各種體格檢查項目。

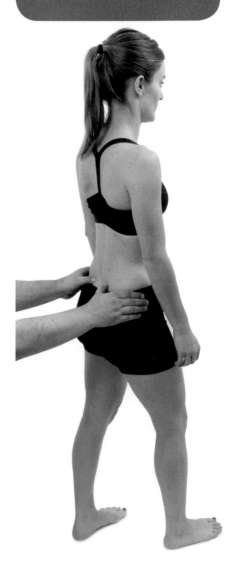

◀ **行走檢驗** 動態測試所提供的資料，能告訴治療師運動員身體運作時的情形。治療師要比較身體兩邊的運動，找出不一樣的地方。

室內檢測

檢驗空間必須要安靜、通風，溫度宜人，同時照明要好，光線充足，如果可以的話，最好另外準備可以直照的燈源，用來進行表面觀察。運動員擺的姿勢（盡量在不痛的範圍內）要平穩、舒適。若是因為疼痛而擺出不自然的姿勢，治療師先不去做矯正，而是先觀察，接著診斷，最後再治療。

進行時，必須脫掉檢查部位的衣物，但是也要顧及運動員本身的尊嚴。另外，治療師觀察的範圍要超過受損部位；也就是說，治療師

除了運動員所說的受傷部位要檢查以外，其餘沒有受傷的部位也要檢查，包括受傷部位的四周。最後，一定要將受損部位與健康的對等部位，相互做比較。

觀察外在情形

皮膚的顏色改變，可能表示身體確實發生了問題：慘白的顏色表示循環不良；紅色表示充血；青紫色表示靜脈回流方面的問題；黑色則發生了壞死現象；暗沉、角質化，是因為部位經常按住或承受重力；還有水腫脹大的部位，代表皮下真皮組織積水等。

皮膚的外觀顯示皮下組織的狀況：橘皮狀、皺紋、妊娠紋、關節部位的皺折、還有長時間不動造成的皮膚潰瘍等。

汗腺和皮脂腺的分泌物，根據身體不同的運動狀況，讓皮膚呈現乾燥、晶亮、油膩等狀。有的皮膚部位出現傷口或潰瘍，傷處凸起表示正在結疤。這時，顏色也顯示傷處的癒合階段。

此外，治療師還要能看到骨骼或關節因為新傷或舊疾而造成畸形。這些問題可以從運動員的抗痛姿態一窺究竟。運動員會為了避免疼痛會擺出特別的姿態：膝關節屈曲、髖部屈曲、肩關節內轉、肩膀關節的姿勢等。至於毛髮觀察，若局部毛髮生長過密，則表示血管方面的問題。

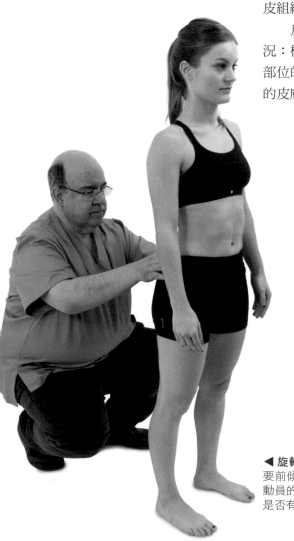

◀ **旋轉骨盆**　行走檢驗能評估骨盆的轉動規律，一般要前傾約 40º；這同時也提供資料，告訴治療師這位運動員的另一邊髖骨，也就是做為運動支撐點的該關節，是否有受傷等其他問題。

運動模式的體格閱讀和檢驗

體檢到達一個階段，一定要進行動作檢查，例如行走的動作，其可以讓我們衡量胸帶和骨盆的關係，以及走路時手臂搖擺的程度或幅度。整體性的的測驗，能提供身體組織性和動作協調方面的資料。擁有多方面的比較資料，可以在治療上更為精準。動作檢驗提供的資料，能告訴我們關節的活動幅度減少，其原因可能是關節失去力氣或喪失主控力。

主動評量

主要評量體育技術動作，從運動員感到舒適的動作到那些不舒服、會痛、甚至做不出來的動作都要評量。全面性評量可以讓我們從三個層面解析哪些結構參與這個動作，以及哪裡是傷痛的來源。

接著，我們要分析主動動作。每個動作兩邊都要做，在關節允許的程度和角度內盡量完成，才能找出問題的癥結點。

此外，因為地心引力會影響動作，運動員在不同的測驗時擺出來的姿勢，會改變本身的反應。治療師可以利用器具輔助測驗，例如健身球、按摩床、凳子、藥球等。

耐力測驗

接下來，要開始測驗身體不同部位對於體育動作的耐力。這些測驗能讓治療師評量運動員的收縮能力（肌肉和肌腱），和各個部位的力量是否足夠。

被動評量

最後，要再次檢查被動性的特

殊動作和整體動作，治療師要幫忙把關節動作做到最後。這種檢驗提供的資料，能告訴我們現在的動作品質和活動程度到哪裡。接著讓運動員做出主動想做的時候，卻做不出來的動作，例如：轉移、伸展、牽拉、壓迫或其他各種複合搭配的動作。

這些動作讓身體結構呈現張力。我們會聽到骨骼咔咔作響，或有劈啪聲，或有突然彈跳等。這些現象有時會伴隨疼痛或不適感，表示該關節或軟組織變異了。

動作頂點評量

一個動作完成的時候，可以感覺到身體組織已經達到動作的極限；這就是所謂的阻力感或頂點感。這個感覺提供關節穩定性的相關資料。

治療師要知道動作達到頂點的時候，徒手觸摸有什麼感覺，可能有彈性，可能軟弱（因為軟組織的張力）；也許結實（肌膜或韌帶鎖緊）；甚至堅硬（骨骼）。

而根據兩位作者多年臨床經驗，被動動作的幅度總是比主動動作的幅度大。

◀ 側面觀察身體站立重心以及彎曲度不良的姿勢。

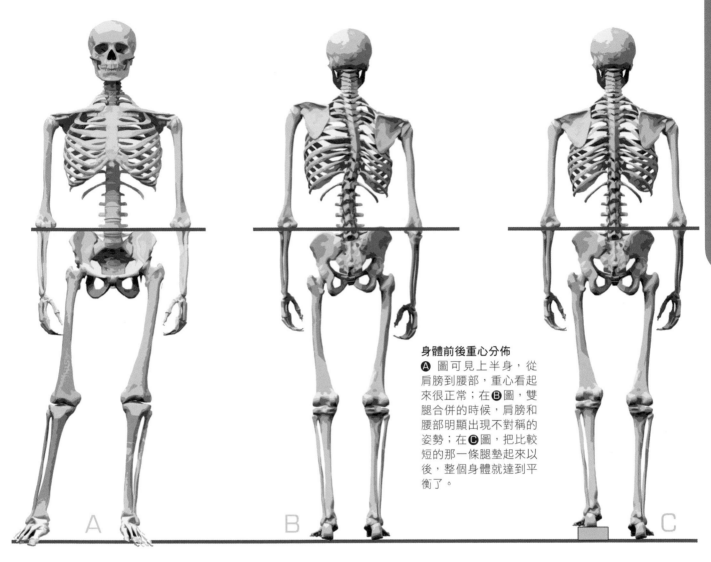

身體前後重心分佈

Ⓐ 圖可見上半身,從肩膀到腰部,重心看起來很正常;在Ⓑ圖,雙腿合併的時候,肩膀和腰部明顯出現不對稱的姿勢;在Ⓒ圖,把比較短的那一條腿墊起來以後,整個身體就達到平衡了。

A B C

活動程度的改變

不良的動作會讓關節活動產生質性變化,讓人感覺動作頂點出現改變:骨骼病變會讓人感到僵硬;有疤痕的時候,會有彈出的僵直感;然後卡住的時候,或是組織緊張的時候,則有一種沒有彈性的感覺。動不了的時候,可能是因為手術或其他病變(風濕、關節炎和畸形)而出現粘黏。

動作可能多少受到阻礙。若是主動和被動動作都有阻礙,而且順勢動起來很痛,那麼我們就要懷疑是不是非收縮性的結構受傷了。若

是逆勢動起來很痛,那可能是因為收縮結構受傷。最後,若是被動動作朝各個不同的方向運動都受到阻礙,則表示關節囊受傷。換言之,哪裡不能動就是哪個關節受傷。

輔助按摩的其他技巧

檢查一個人的活動能力,要運用許多技巧,按摩時要搭配這些技巧一起進行。

需要治療的部位緊張或緊縮時,按摩就特別有效。治療師要使用多種手法進行治療,從牽拉到壓迫,甚至用強迫性質的運動等,

但以上都需要視情況而定。例如,在膝蓋韌帶進行摩擦按摩,可以輕輕施力,往側邊做壓迫動作,如此才能摸到需要按摩的韌帶。

原則上,肌腱比較容易摸到,可以請運動員收縮某一組肌肉群,不論是伸展開來還是縮起來。此外,這些動作都能幫助觸感,更能明確地讓我們感覺到那個部位,容易分辨摸到的到底是肌腱、韌帶、或者其他結構。

身體姿勢評判

肌肉根據功能，可分為兩大類，分別是屬於慢縮型的紅肌（有氧代謝），以及屬於快縮型的白肌（無氧代謝）。

擺姿勢和做動作的纖維功能

雖然大部分的肌肉同時擁有紅白兩種肌肉纖維，但有些肌肉明顯地與姿勢方面的功能比較有關。

紅肌，多屬於姿勢方面的作用，因為這種肌肉的代謝方式可以持續收縮，且幾乎不會感到疲勞。它們的基本功能是穩固和支撐骨骼，維持姿勢穩定。

白肌，所設定的是活動機能，負責突然性的收縮，快速做出動作；這種肌肉多進行無氧代謝，所以累得比較快。

肌肉如何應付緊張反應？

紅肌會因為壓力，而呈現功能不良的收縮。不論是什麼性質的壓力（受到撞擊、保持同一個姿勢、重複同一個動作等）都會讓紅肌短縮。而白肌受到任何一種壓力的時候則會變弱，讓動作被抑制，以致萎縮。

肌肉功能受損的時候，會導致姿勢不良。一些肌肉會過度縮短、緊張，其拮抗肌會被抑制、顯得無力。這個現象個能直接或間接造成多種病變，例如：活動度下降、激痛點、重複性傷害、關節磨損等。

交叉症候群

1797 年，捷克生物學家楊達（Vladimir Janda），提出一種叫做

「上下交叉症候群」的不良反應，意指肌肉用不同的方式承受過多的壓力。

上交叉症候群的特點，是後頸及後肩的筋膜（斜方肌和提肩胛肌）與前胸的筋膜組織（胸肌）交叉收縮或短縮。上述肌群的拮抗肌變得力量不足，互相交叉抑制，影響了前頸的肌肉（頸部深層屈曲肌）和肩胛間肌（菱形肌和鋸肌）。

下交叉症候群也有兩組交叉影響的部位。張力集中或緊縮的肌肉連結了髂腰和腰椎的擴張肌，而另一方的肌群失去力量，其中包括腹肌和臀大肌。

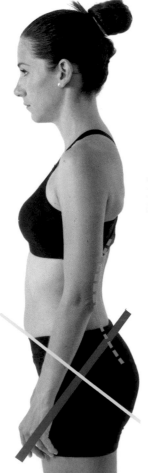

◀ 下交叉症候群

適應反應：頸椎和背後僵直，肩膀後屈。

腹肌失去力量。

髂腰肌、股直肌和擴筋膜張肌短縮。

胸腰部位的筋膜過度緊張＋腰椎前凸

腰方肌、梨狀肌和豎脊肌短縮

臀大肌、臀中肌和臀小肌失去力量

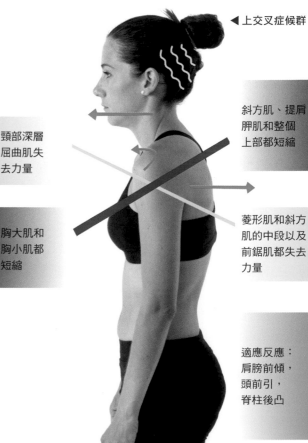

◀ 上交叉症候群

頸部深層屈曲肌失去力量

胸大肌和胸小肌都短縮

斜方肌、提肩胛肌和整個上部都短縮

菱形肌和斜方肌的中段以及前鋸肌都失去力量

適應反應：肩膀前傾，頭前引，脊柱後凸

緊張時會緊縮的姿勢肌：

- 足部屈肌群：腓腸肌、比目魚肌和脛後肌
- 髖骨外旋肌群：半膜肌、半腱肌和股二頭肌
- 單一關節髖內收肌群
- 梨狀肌
- 髖屈肌群：髂腰肌、股直肌和擴筋膜張肌
- 腰方肌、豎脊肌群、旋轉肌群和多裂肌
- 上肢屈肌群：胸大肌（鎖骨和胸骨纖維）、三角肌前束和長頭肱二頭肌
- 提肩甲肌
- 斜方肌上纖維
- 胸鎖乳突肌

壓力時會失去力量的肌肉：

- 腓骨肌群
- 脛前肌
- 股四頭肌群的股外側肌和股中間肌
- 臀大肌、臀中肌和臀小肌
- 腹肌群的腹直肌、腹外斜肌和腹內斜肌
- 前鋸肌
- 菱形肌群
- 肩胛下肌
- 中斜方肌和下斜方肌的纖維
- 上肢外旋肌群：三角肌後束、大圓肌和背闊肌
- 胸大肌（腹部纖維）
- 頸長肌和頭長肌

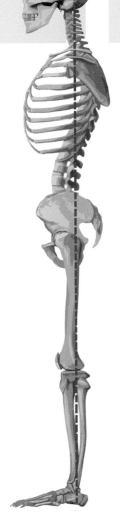

調整姿勢

　　良好的復原程序，必須要先找出標準動作的最大完整幅度，幅度以常性幅度測驗的結果為準。在進行測驗時，若有需要，可幫運動員拉筋伸展，幫忙對方意識到自己在什麼時候不知不覺地做了補償動作，才能避免收縮沒有力量的肌肉群，進而糾正這些「陷阱」動作。

　　接下來，要開始增強程序，在這個階段可以鍛鍊失去力量的一個肌肉或一組肌肉，藉著增加重力、重複練習以及根據個人需求設置鍛鍊節律，以增加耐力、體積和塑形效果。另外，也要保持一個常態伸展訓練，主要維持不同肌群的靜態長度。

姿勢與按摩

　　關於治療姿勢不良和兩邊不對稱等問題，運動按摩是一種無可取代的治療方法。按摩可以搭配拉伸運動一起活動關節，同時使用熱敷和其他的技巧，以獲得穩定和復健的效果，為姿勢不良的患者提供姿勢再教育。

　　姿勢不良會導致各種傷害問題，這不只有運動員深受其害，一般民眾也可能姿勢不良，因此我們需要知道按摩哪裡，為此在治療前一定要預先檢驗，讓治療師知道哪裡需要治療，以及希望獲得什麼樣的益處。

◀ 人體理想的站姿重心線。

示警紅旗

紅 旗（red flags）指的是在體檢時發現的警示症狀，像是某些非物理性或者不屬於肌肉或骨骼方面的問題。當我們發現這些問題時就要立即告訴運動員，讓對方知道自己的健康狀況。

有的時候，按摩可能會弄巧成拙，所以當出現以下示警紅旗的症狀時，治療師要特別留意。

損傷或傷口：要謹守組織結疤-康復的過程，不要過早介入。例如在纖維受損時，不可操之過急進行按摩。若是不遵守這個過程，傷處會併發成更麻煩的狀況。只有在完全結疤復原以後，才可以按摩。

腫脹發炎：組織腫脹會出現在身體不同的狀況中，但所有的修復過程都會附帶腫脹。不管是無菌性或有菌性的腫大，因此要等到組織恢復正常了以後才可以按摩。只有遇到長期性的腫大症狀，才能例外使用按摩，並且給予極大的助益。

痛閾：有些按摩手法的確讓人感到不舒服，但無論如何都不應該

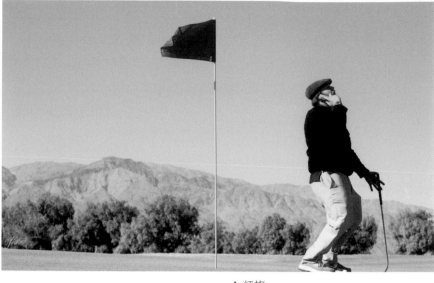

▲ 紅旗

產生疼痛。要經常詢問運動員會不會痛，尊重對方的感覺。我們可以在痛處附近按摩，利用抑制痛感的機制（閘門系統），避免直接接觸不適部位。

發燒和低燒症候群：發燒與發炎有關，這個時候不可以按摩。

皮膚病變：皮膚病變時建議不要按摩，因為可能會有傳染疾病，例如黴菌的風險。患者和治療師兩方都要秉持仔細消毒的衛生準則，

使用可拋棄式手套、可拋棄式床墊紙、殺菌產品等。

靜脈曲張和循環問題：面對脆弱的血管，按摩時要避免使用太大的力量，如遇到靜脈炎、血栓性靜脈炎、血管發炎、服用抗凝劑、術後情況等，以上例子的按摩都要非常小心，而最合適的技巧就是徒手淋巴排毒。

腫瘤：這時也不可以按摩。因為按摩會促進血液流動，進而導致腫瘤細胞的生長。

不論是那一種病，只要按摩不能改善的，甚至只會加劇病情或使之惡化，就不可以使用按摩治療法。而是要將運動員轉給團隊醫生或運動員自己的家庭醫生，才是正確的處理方式。

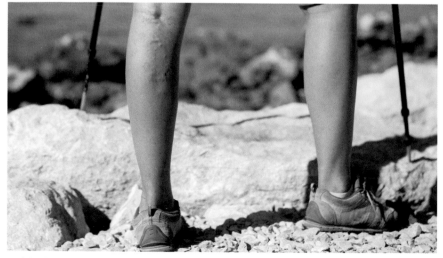

▲ 靜脈曲張的小腿。

不可持續按壓的部位

關於症狀和禁忌，有很多書籍可以參考。在此，我們只提到那些如果沒特別提醒，就容易造成嚴傷害的情況。除此以外，我們還會特別交代哪些是不可以一直按著不放的部位。

頸部的側三角肌裡面埋著臂神經叢以及鎖骨下的靜脈和動脈。胸鎖乳突肌包著總頸動脈，包括走向頸動脈竇的支管，其中含有血壓接受器。持續按住這個部位會減低血壓以及減慢心率，同時影響迷走神經（位於總頸動脈的後側面）的反應，連帶影響受命於這組神經的所有器官。內頸靜脈的位置也在這裡，頸部的重要血管都深深藏在胸鎖乳突肌裡面，除了從外層斜跨這條肌肉的外頸靜脈。

腋動脈、肱動脈、腋靜脈、肱靜脈和大腦靜脈以及所有相關的神經都屬於臂神經叢。

尺神經與肱骨內上髁位一起位於手臂內面。

橈神經與肱骨外上髁一起位於手臂側面，就是在肱二頭肌內面的手肘上面。

胸骨的頸切跡和頸前部位不但有通往甲狀腺的靜脈和動脈，也有迷走神經。

肚臍四周有腹主動脈，隨便亂按會造成傷害。

背部第十二條肋骨側面旁邊有腎臟和脾臟。這些內臟靠著一些脂肪和結締組織支撐，所以完全禁止在這個部位使用任何持續性的壓力或者敲擊手法，甚至在相關部位也不妥，因為可能造成內臟脫位。

不可長時間按摩單一部位

許多神經和血管組織都長在表層，因此不管是肌肉、結締組織或脂肪組織，都不能提供足夠的保護作用。為此，若一直持續按壓該處不放，被按壓的結構就會出現不良的反應。

坐骨大切跡，坐骨神經透過坐骨大孔從骨盆伸出，有梨狀肌保護這個部位。

股三角位於恥骨內面與縫匠肌中間。股三角裡面有股動脈（股脈搏）、大隱靜脈和股神經。

膝蓋後方是膕窩的部位，那裡有膕動脈、膕靜脈和脛神經。

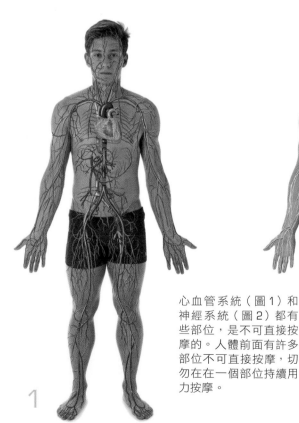

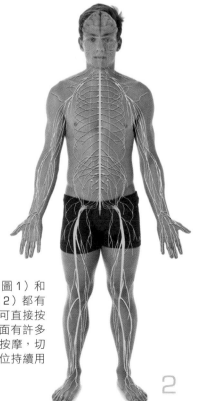

心血管系統（圖1）和神經系統（圖2）都有些部位，是不可直接按摩的。人體前面有許多部位不可直接按摩，切勿在在一個部位持續用力按摩。

1

2

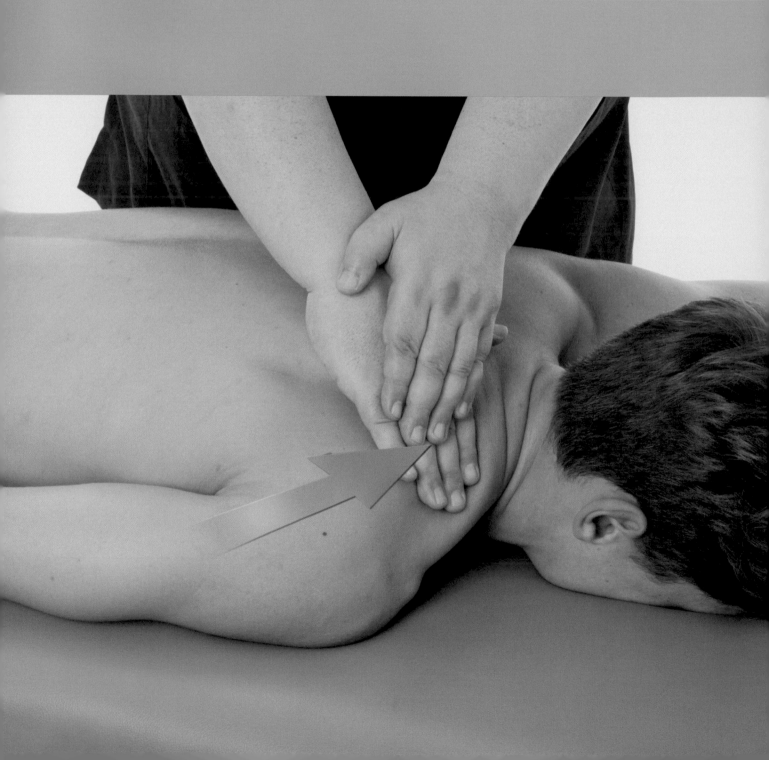

基本按摩手法

2

這一章主要介紹各種不同徒手按摩的手法,包括傳統按摩、深層按摩和運動按摩最常使用的身體工作技巧;同時也會介紹各種手法的特點、作用、治療目的、禁忌和運用方法。

按摩所運用的各種技術性動作,在此稱為「手法」。治療手法的目標以運動員的治療目標為準,也要顧及訓練或比賽階段。

因為治療師要配合對方的姿勢,徒手處理身體不同的部位,觸及各個層面,所以必須使用多種手法,來達到最佳的按摩效果。

手法的名稱直接描述了所使用的一般技巧:撫、摩、揉、壓或擰等;還有一些特別的技巧,像是壓迫、推壓、壓摩、橫摩等;或者提到所謂的身體工作技術,如包紮、關節活動和伸展運動等。

2

輕撫法

剛開始為運動員按摩時，輕輕地撫推能讓對方感到舒適。根據不同的律動、施壓力道、施力方向或運用方式，治療師可以進行各種不同的撫推方法。這種手法可以跟其他手法搭配使用。例如，使用摩擦法的時候，可以用輕撫的方式移動，按摩另一個比較遠的部位。另外，以排毒或以放鬆為目標的按摩，則可使用輕撫法結束療程。在運動按摩中可使用三種撫推手法：表層撫推、輕撫和深層撫推。

輕撫法也可以用來促進靜脈回流，這時要一摸一推、做間斷性的撫推，以免導致淤血。

按摩的作用

- 可能產生反射作用和機械性的作用，兩者合併後形成其他多種運用手法。
- 剛開始，在表層發生作用，刺激皮膚的神經末梢。
- 產生反射效果，使得深層肌肉大幅放鬆。
- 關於情緒方面，能帶來鬆弛效果，獲得平靜。
- 改善靜脈回流。
- 紓緩組織間質液壓。
- 放鬆時，藉著中樞神經系統減低心臟和呼吸頻率。
- 減低對於痛楚的敏感度。
- 協助患者放鬆，多在療程剛開始時進行。

▼ 在腹部或在肩胛和頸部使用輕撫手法的時候，要規律、慢、輕的進行，以促進靜脈回流。這樣的作用，可以有效幫忙整個部位，做好接受更深層按摩的準備，以免造成淤血。

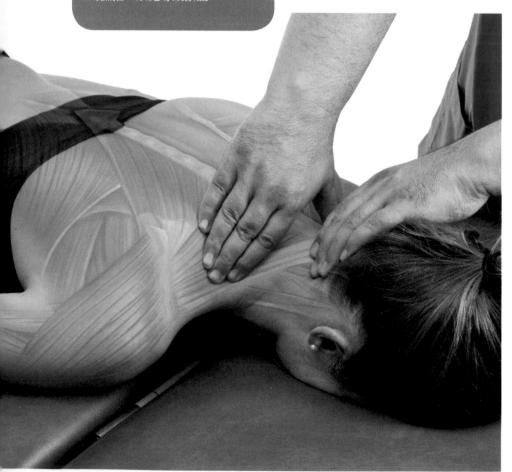

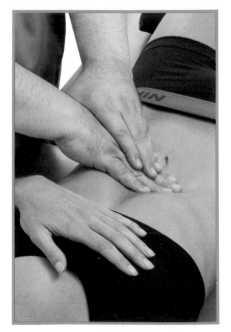

如何進行？

　　用手掌從按摩部位的表面滑過，活絡底下的組織。兩手可以交替使用（先用一手，再用另外一手）或雙手同時並用，按摩更大的面積。這種手法要輕柔、緩慢，用手掌輕壓，避免陷入皮膚。手指甲板的顏色從粉色變成紅色，足以表現指頭正在使用的力量。

　　若要刺激表層的淋巴及血液循環，動作要朝向心的方向，隨著淋巴及血液流動的方向按摩（從周邊往裡面按）。

治療功效

　　輕撫法，多半使用在剛開始要接觸身體的時候，因為正是需要抹上精油或乳霜的時候，所以輕撫法比較適合。另外，輕撫的手法也可以用於結束療程。

　　事實上，輕撫法有助於初步診斷，可以幫助治療師感覺到該部位的溫度和敏感度，以及衡量組織的彈性和張力，亦可促進按摩部位的組織活動和液體循環，同時藉著放鬆、紓緩不適感和消減疼痛，來減輕肌肉的緊張、僵硬和感覺過度敏銳等問題。

　　此外，用輕撫法按摩腸胃部位，能產生機械性和反射性的作用，促進腸道蠕動。

禁忌

◆ 避免在皮膚有問題的部位使用輕撫手法，例如燒傷、傷口和敏感度異常的部位，像是患有痛覺超敏和痛覺過敏等問題的患者。

▼ 用向上推按和畫半圓的方式，輕撫大腿兩側。

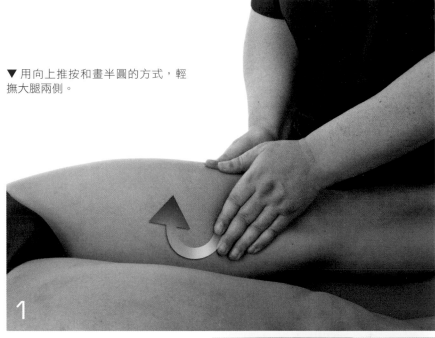

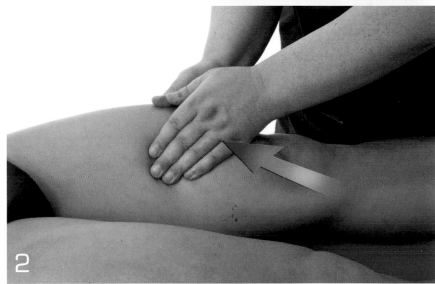

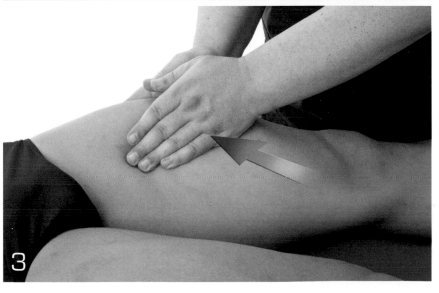

手掌和尺側摩擦法

這種手法同時運用「壓迫」和「簡短」的撫推動作，從皮膚表面下手，作用目標是底下的深層結構。運動界經常使用摩擦法，為肌肉和關節做好運動準備，或者用在傷後處理，幫助消除水腫。

手法可互相搭配使用

摩擦法可搭配輕壓法和被動式關節活動法一起進行，以獲得反向按摩的效果。

如此，能利用活動中的骨骼關節結構與治療師手上的靜壓，產生摩擦，達到按摩效果。

如何進行？

按摩方向可上、可下，也可形成一直線或繞圓圈，主要決定於要按摩的部位，其面積和形狀。治療師要根據治療目標來選擇使用的手法。手掌摩擦法可以單手運用，也可雙手交替使用，或者雙手上下重疊、加強力道。除此以外，還可以使用指腹、手掌、尺側或者手指關節，使用的力量要強而有勁。

我們可以在運動前做比較用力的按摩，運動後適中就好。也就是

按摩的作用

■ 讓靜脈擴張，產生局部充血。

■ 按摩的皮膚和關節部位溫度上升（攝氏 1 ～ 3 度）

■ 激發肌肉張力。

■ 促進和增加關節的活動度

■ 依據按摩時間的長短，其效果可從刺激到放鬆，甚至產生麻醉作用。

■ 幫助去除角質。

■ 能促進腸道蠕動。

■ 治療痙攣、肌肉僵硬等不適問題。

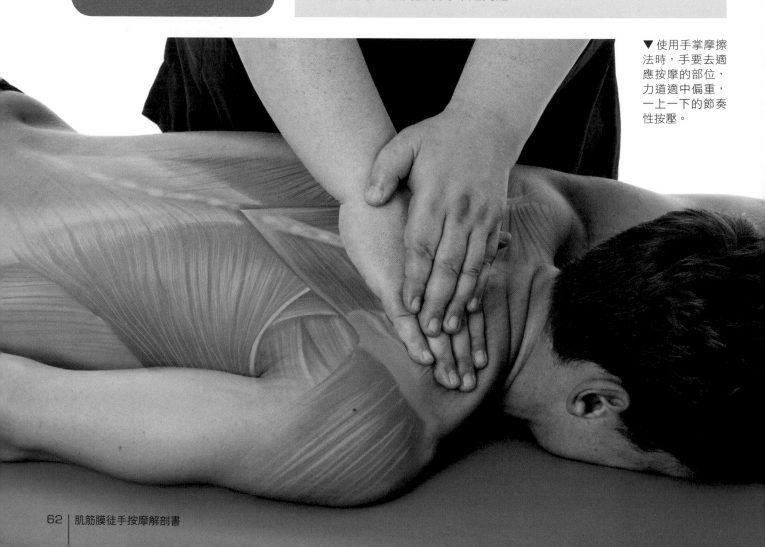

▼ 使用手掌摩擦法時，手要去適應按摩的部位，力道適中偏重，一上一下的節奏性按壓。

說，根據運動需求和所要按摩的組織部位，治療師施壓的力量，可以從輕柔到適中偏重不等。

放在運動員身上的手，要逐漸地陷入皮膚，這時摩擦動作才算開始。手和皮膚慢慢融合一體，穩穩觸及想要按摩的結構。接下來要保持這個深度，隨即施展撫推動作，進一步接近需要治療的部位。

治療功效

摩擦法有助於治療痙攣、肌肉僵硬、表層粘黏和其他因為傷痕結疤造成的問題。另外，此手法的促進功能，能溫暖按摩部位，緩和冷的感覺，因此也適合在運動前使用。同時，也能減少風濕關節炎所帶來的痛楚。

摩擦法有恢復體力的作用，因此也適用於勞累和疲乏的時候，且它能夠治療關節邊緣緊縮或僵直所帶來的問題，也可以處理對於疼痛的敏感度。

禁忌

◆ 一般運動按摩常見的禁忌，都適用於摩擦手法，而其中特別要注意的是，不要在激烈運動後進行施力過大的按摩，以免弄傷已經筋疲力歇的肌肉，或者產生剪應動作，使血管破裂。另外，也要注意循環問題，尤其遇到微血管脆弱或者服用抗凝劑的人。此外，若患者有靜脈曲張或是懷疑有血塊凝結，也不可使用這種摩擦手法。

 ▼ 手掌摩擦療程在胸帶和頸椎肌群加強按摩，而且兩邊都要按；注意維持壓力，平穩地推展。

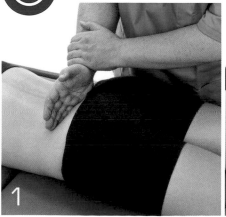 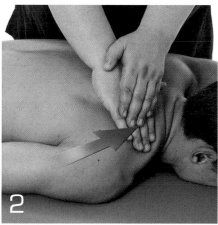 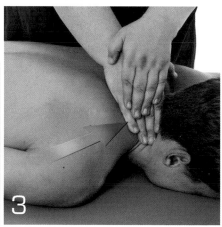

▼ 加強式尺側摩擦法。為了看見正在按摩的那一手，要把扶持用的那一手，放在另一手的前臂部位，而不是兩掌重疊。其他步驟與手掌摩擦法相同。

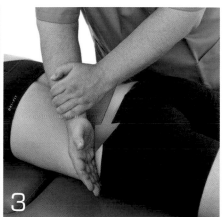 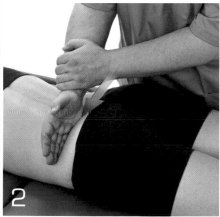

按摩方法

壓迫法

壓 迫法直接接觸按摩部位,以漸進手勁輕壓,動作要平穩,持續一段時間但不用過長。

如何進行?

治療師的雙手必須放鬆,但不可以太隨意,才能好好壓住部位,因此最好不要使用精油或乳霜。壓迫的力道要持續穩健,作用力才能平均分佈。大面積按摩時,要與運動員的身體呈垂直角度往下壓,而小面積的按摩則要有斜度。

各種不同的壓迫法

根據要按摩的面積和運動員本身的肌肉張力,治療師可以使用不同的壓迫法,例如使用大拇指的指腹、手掌、拳頭(指骨底或者手指半屈、使用掌底部位)、前臂(尺側或有肉的部位都可運用)或者使用手肘。此外,也可以雙手上下重疊、加重力度。

使用原則

從一種手法換到另一種手法時,動作要平緩、採漸進改變,需要小心受壓的部位;同時注意呼吸的節律,在吐氣時往下壓。

單獨運用壓迫法的時候(尋求麻痺作用),建議節律為 30 秒〜1 分鐘內。但運動按摩需要更快一點,每個動作大約要用 4 〜 6 秒;若運動員馬上要進場比賽,需要激發體能,按摩時間要更簡短,每個動作只能花費 2 秒。

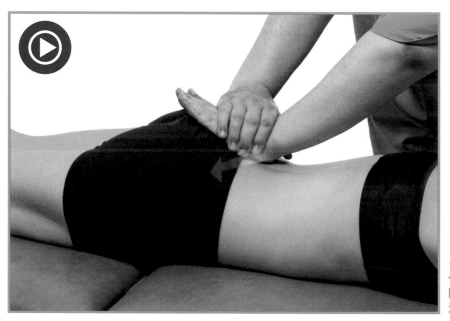

◀ **手掌按摩** 圖中示範的是在骶骨部位,直接運用手掌加強壓迫法。此手法除了按摩骶骨本身帶來的益處外,還能消除腰部肌肉的緊張感。

用於釋放壓力

特別推薦在做完劇烈運動後,使用壓迫法解除過多的張力,直接壓散過度集中的緊張,徹底放鬆該部位。但若是骨質稀鬆症的患者,使用壓迫法時要特別小心。

▶ **指壓按摩** 用四隻手指的指腹,按壓背部脊柱旁的肌肉;必須要按壓停留一段時間,但不要加強力度,直到手指感覺該處肌肉慢慢減低緊張感為止。

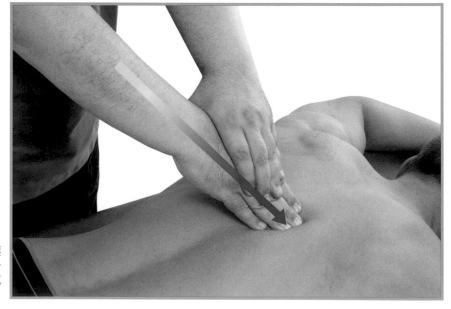

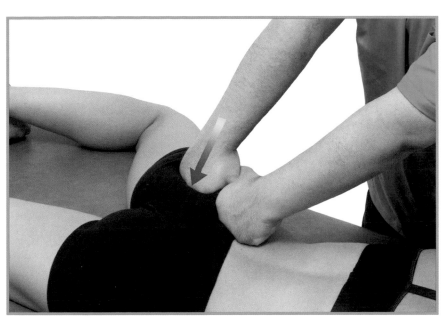

▲ **拳頭按摩** 壓迫腹部梨狀肌時，要保持一定的斜度，這時要仔細感覺深層組織如何進行延展，再逐漸鬆弛。

治療功效

壓迫法有利於治療循環問題，在那一壓一放之間促進靜脈回流。壓迫四肢的時候，要從遠處往近處按摩。這種手法能抑制過多的肌肉張力，減少痙攣的發生。遇到比賽或比賽結束後，運動員情緒焦躁，也可以使用壓迫法幫助其放鬆。

按摩的作用

- 間斷性或斷斷續續的使用壓力，能產生幫浦作業，進而刺激循環。

- 有麻痺和麻醉作用，且能緩解肌肉緊張。根據壓迫的節律，能讓運動員徹底輕鬆。

禁忌

應避免直接壓迫受傷的關節或皮下軟組織受損部位。當懷疑患者的脊椎有問題的時候，不要使用壓迫法，也不要在胸腔或肋骨脆弱的部位進行壓迫。

▼ **手肘按摩** 在骶骨邊，脊柱側肌開始的地方，施展穩定和抑制性的壓力。

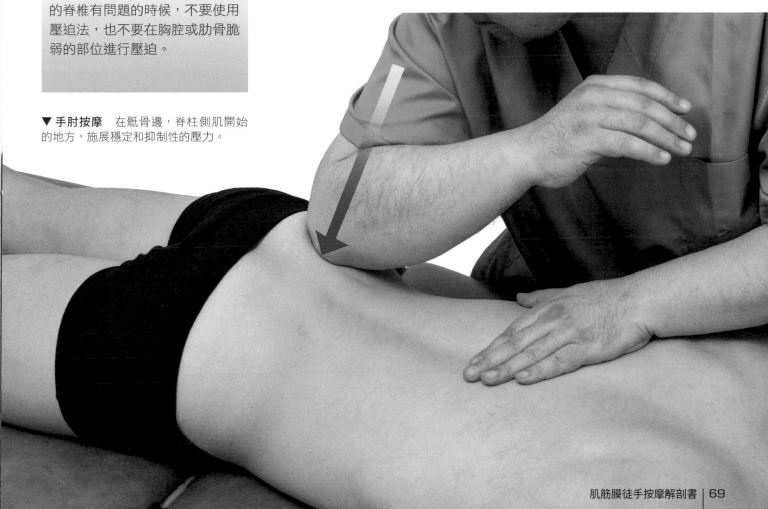

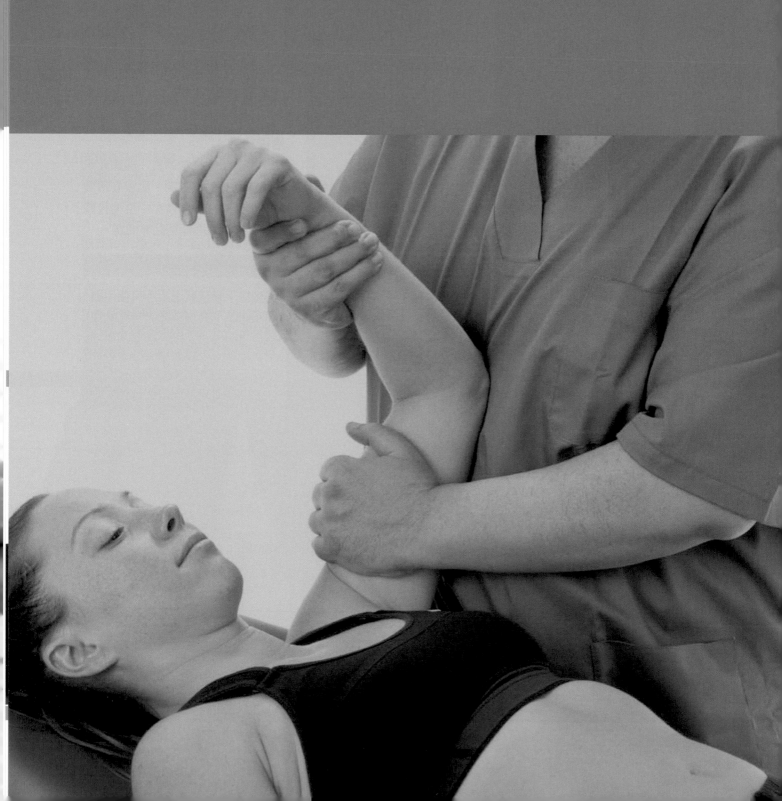

肌筋膜按摩法

3

　　運動員的身體保健方法，尤其是運動按摩方面，依循系統學理論，與生理解剖學同步發展。其中，不乏健康科學和技能導向的貢獻。這種整體性的切入觀點與傳統按摩截然不同，因為傳統做法只單看肌肉，強調促進肌肉和結締組織的連接性。

　　如今，為了瞭解身體全面性的功能系統——我們在此針對運動系統——我們利用公式來理解肌肉、結締和神經組織之間的關係，進而描繪一種網狀系統，稱為「神經 - 肌肉 - 筋膜線」，或者簡稱「肌筋膜線」。這個線網能幫助我們進行各種分析，以更全面且深入的方式去理解整體性的姿態、器官的補償作用和人體動作。

3

什麼是肌筋膜?

「肌筋膜」一詞來自理論建構,同時提供學術性和技術性導向,採納解剖與生理學科的整體與系統觀點。簡而言之,肌筋膜整理了兩種組織互相依附的關係:結締組織(筋膜)與肌肉組織。雖然從胚胎期開始就屬同源(中胚層),但這兩種組織卻一直被人們分開研究。

過去,對於肌肉整體性的觀點讓我們放棄分段、切塊式的解析法,將肌肉的運動融入一個更廣泛的系統。所謂「線」,指的就是一個有連接性質的物質,能交織成網,使之延綿不斷的概念,讓

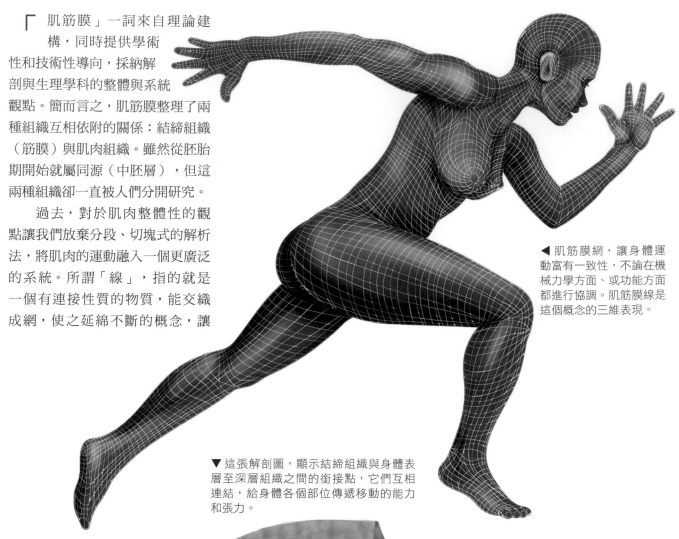

◀ 肌筋膜網,讓身體運動富有一致性,不論在機械力學方面、或功能方面都進行協調。肌筋膜線是這個概念的三維表現。

▼ 這張解剖圖,顯示結締組織與身體表層至深層組織之間的銜接點,它們互相連結,給身體各個部位傳遞移動的能力和張力。

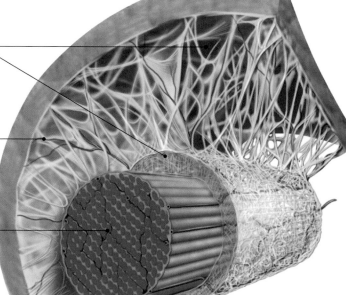

筋膜纖維網

筋膜的微血管

肌肉纖維

我們能夠同時看到結構中的每一個部分,卻不會枉顧全身的整體性運作。因此,肌筋膜線為我們帶來了「整體運作」的概念:將所有的動作與神經肌筋膜連串在一起,顯示其中各個系統為整個人體所提供的運作機制。

也就是說,我們所做的任何一個動作,除了運動肌肉和關節,還包括了血管、淋巴系統以及神經構造和內臟器官等,體內所有的結構都與無所不在的筋膜,息息相關。

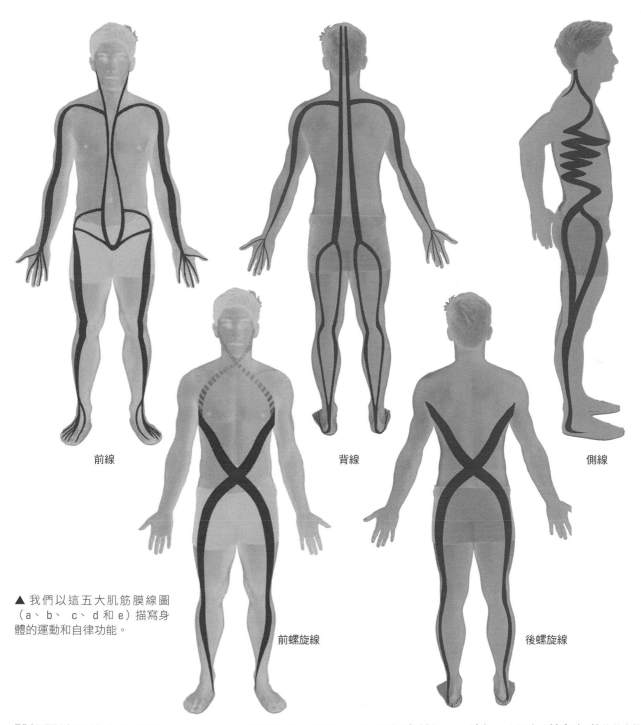

前線　　　　　　　　　背線　　　　　　　　　側線

前螺旋線　　　　　　　　後螺旋線

▲ 我們以這五大肌筋膜線圖
（a、b、 c、d 和 e）描寫身
體的運動和自律功能。

體格閱讀和按摩療法的
五大循環系統

　　各個肌筋膜的組織運作，涵蓋
「整體性」的概念。肌筋膜線網為
我們提供了結構及功能整體性的全
新觀點。

　　這些筋膜網在體格閱讀方面，
非常有用，能提供自律系統的資
料，同時也能告訴我們哪個部位有

筋膜緊張的問題，或是哪裡有縮短
組織、哪裡產生補償性的運動模
式。此外，還解釋了動作受到局限
的原因，同時幫助我們瞭解運動員
的身體狀況，也就是利用局部按摩
來處理肌肉骨骼的疼痛。

　　在本章，我們要使用的程式
將涵蓋五大肌筋膜線圖（前線、
背線、側線、前螺旋線和後螺旋

線），且要示範如何依照這些循環
線為運動員進行個人按摩，目的在
治療相關的結構、修復整體動作和
功能，進而消除疼痛，達到按摩的
功效。

前線

負責彎屈的筋膜線

　　前線串連整個身體的前面，從腳趾背一直到頭顱（顳骨）。前線與背線共同負責身體矢狀面的平衡，也就是平衡身體左右相同的兩面。因此，在此要提到左邊的和右邊的兩種前線。

　　前線的主要功能是避免姿勢失衡向後仰，和縱向的動作能激發髖部調整活動，整體產生緊縮作用。

　　背後的髖部與前線配合，一起負責矢狀面的運動。雖然兩方進行相反的動作，卻能互相搭配合作。

前線的功能

　　從最頂上的頭皮開始控制，前線負責彎屈的部位有頭部、胸腔和骨盆。它能保持雙膝挺直，又能藉著腹部的肌筋膜緊張，產生保護作用，維護腹腔和內臟。

　　根據我們在兩個極端選擇的固定點，腹直肌提起骨盆或讓胸骨往肚臍的方向下降。

　　前線能幫助伸展軀體、做極限伸展，以及彎屈雙膝和進行腳踝、腳趾的腳底屈曲，這都需要前線的幫助，才能做到完全伸展。

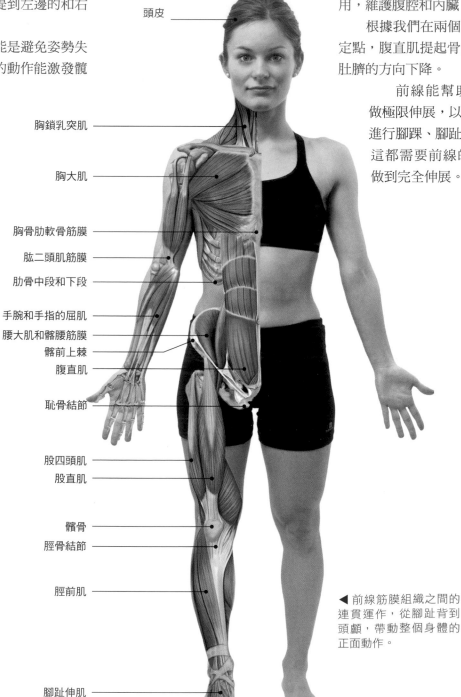

頭皮

胸鎖乳突肌

胸大肌

胸骨肋軟骨筋膜

肱二頭肌筋膜

肋骨中段和下段

手腕和手指的屈肌

腰大肌和髂腰筋膜

髂前上棘

腹直肌

恥骨結節

股四頭肌

股直肌

髕骨

脛骨結節

脛前肌

腳趾伸肌

腳趾背

◀ 前線筋膜組織之間的連貫運作，從腳趾背到頭顱，帶動整個身體的正面動作。

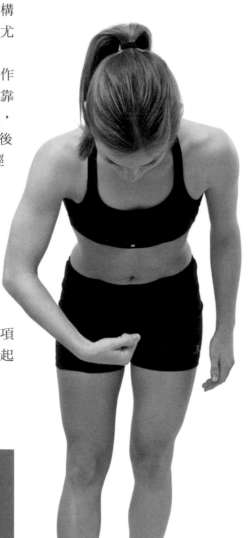

我們在走路時步伐交替運動，直接顯露前線與背線的自體調節活動，例如腳掌踩地後抽離的動作，或者膝蓋屈伸的動作都是明顯的例子。此外，前髖的活動最能顯露筋膜的動力（快速收縮的纖維）。

運動員前線的補償作用

前髖的病變，會導致前面結構部位過於接近或者過密的問題（尤其在頭部至骨盆的部位）。

其中，拳擊運動的防護動作需要彎屈脊椎，再把上肢向胸前靠攏。這種姿勢，包括出拳的招式，以上這些都會造成軀幹前面與背後的肌筋膜結構失去平衡，進而經常產生疲乏，導致髖部前面與背面無法平衡。由此可知，這種姿勢會造成組織縮短或姿勢不良等問題。

補償作用

最常見到的前線縮短模式，第一種是胸帶歪曲。患者維持頸項前傾、雙肩往前駝，同時胸腔看起來好像沒有氣（胸部凹陷）。觸診時，能夠察覺胸肌、胸鎖乳突肌、斜方肌上段以及提肩胛肌的筋膜組織因為過多的壓力而縮短。頸部深層屈肌群和胸帶間肌群的對等（身體另一邊）肌群顯得軟弱無力，這也包括頸胸一帶的豎脊肌部位。

第二種短縮姿勢可見於骨盆帶：骨盆前傾，腹部凸出，還有腰椎過度前屈。

徒手觸摸時，可以感覺肌筋膜組織過於緊張，特別是髖部的屈肌：髂腰肌、股直肌、闊筋膜張肌、外展短肌和軀幹的伸直肌群（腰部的豎脊肌）。同時與上述肌群對等的組織，像是腹部和臀部的筋膜都會顯得較為虛弱。這兩種狀況，先後就是所謂的「上交叉症候群」與「下交叉症候群」。

動作受限

當這條筋膜線裡面的每一個組織，遭受過大的壓力時，身體伸直的動作便會受到限制，特別是直立行走的姿勢，因為肌筋膜組織會極力從下（腳部）往上移動。

肌筋膜具有訓練性

某些姿勢能幫助伸展此筋膜，不管是整體或個別部位，例如跪坐在腳踝上，或擺出特別的姿勢，像是人面獅身式（身軀伸直，雙肘貼地），或是拱橋式（彎屈頸部，伸展腳踝和腳趾）。

只要經常保持上述的姿勢，就能擴大該筋膜線的動作幅度。

◀ **前線收縮** 整體作用使得身體彎屈，增加腹內的壓力。這個動作同時包括扳起腳踝和伸展腳趾的動作。

肌筋膜按摩法

3

下肢列車第一站：腳掌和腿部

手法
◆ 直線壓迫法
◆ 縱貫摩擦法

工具
◆ 指節
◆ 指尖
◆ 手肘

評估活動反應

有許多徒手按摩前線的方法，其中一種是利用按摩探察各個關節的活動度，譬如腳、踝和腿的部位，評量這些部位的運動作為。

腳掌的評估方法

關於運動員的活動能力，治療師要先進行比較性評估。請運動員臉朝上、平躺在按摩床，雙腿伸直。治療師用雙手鉗住運動員的腳，再輕輕牽拉，往腳底板（把腳趾和腳踝往下拉）的方向施壓，個別牽引每一隻腳趾（每一段指節），包括腳踝。

比較個人身體各個部位的活動能力，是一種非常有用的方法。在此比較雙腳，才能決定哪裡是最需要集中按摩的地方。同時，也要伸展腳趾背和腳背的肌腱，進行觸診，摸索踝頸支持帶。注意，治療師必須兩邊都觸摸，藉此評量僵硬、僵直或無法伸展的部位。

依照前線的運作模式，下肢的運動會從腳背開始；腳背好比山坡，為此，治療師要先從腳背開始按摩，爬向髖部。

使用牽拉法和壓迫法

藉著牽拉和壓迫已經固定的腳踝部位，我們可以觀察和評量這個部位與髖關節的關係。

按摩的時候，經常可以在腳背表面發現一塊肉肉的部位（不是每一個人都長成這樣），這就是腳趾的短伸肌。

短伸肌可分為趾短伸肌和拇短伸肌，足背痛多與此肌肉有關。

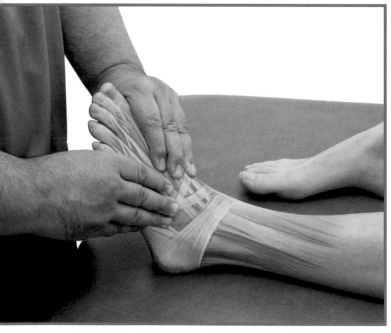

▲ **腳背按摩**　請運動員動一動腳趾和腳背，治療師再趁著這個時候進行按摩。使用的摩擦手法必須要配合腳趾關節（趾節間）及腳背關節（蹠骨間的跗關節及跗橫關節）的動作。處理爪形趾或類似的病變時，使用此方法的效果非常好。

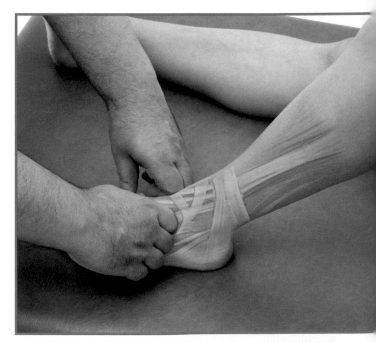

▲ **按摩腳踝前面的支持帶**　這個部位的壓力會限制腳底彎屈動作，譬如很難墊腳尖。骨折或挫傷部位解除固定以後，或是遇到術後恢復運動，都必須使用這種按摩手法。

腿部的評估方法

下肢按摩還要繼續，現在我們要提到腿前腱的部位（脛前肌、趾長伸肌以及第三腓骨肌）；這個部位的觸診相對容易。運動員提起腳踝、把腳尖指向裡面（側屈與內翻動作）的時候，治療師用手就可以摸到脛骨前面的肌肉和肌腱。

提起腳趾（伸展）的動作，能顯露拇趾和其他腳趾的長伸肌。腳趾的伸展肌腱藏在脛前肌下面，後者生長方向深入膝蓋下面的突起部位（脛骨粗隆）。

精確解剖

內踝前的脛骨前肌（腳板往上抬的時候可看見）與外踝後面的腓骨肌之間（腳板往下壓的時候可看見）有骨間膜、肌間隔和結締組織外膜。

這個肌肉間隔從腳開始，通到上端，達到腓骨頭前面。因此，我們挪動手指，從外踝往上摸索。如果運動員的腳進行上下移動，就更能清楚看見這個空隙。

主動動作的按摩手法

大部分的按摩，運動員都是躺著接受按摩，治療師在按摩中幫助運動員進行關節的被動式運動；但有的時候，按摩要趁著運動員主動進行運動時進行，以利於觀察動作受限的狀況，讓治療師進行動態觸診，效果更好。

從腳踝側屈和外翻（eversion）的動作，可以見到第三腓骨的肌肉和肌腱，但不是每個人身上都能看見。

接下來，雖然仍在療程之中，卻已經告訴運動員哪些是他可以做到的動作，要怎麼做那些動作，甚至告訴他最多能達到什麼樣的程度。主要是讓對方能夠認識這些「新」的動作，並去接納、去融合使用這些動作。

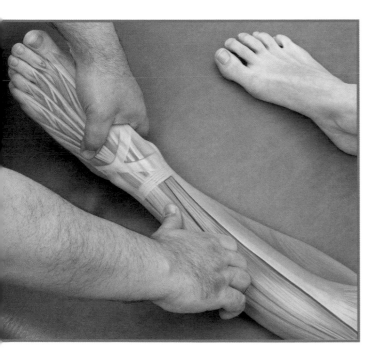

▲ **腿前按摩** 治療脛前肌的時候，要請運動員把腳板往下壓。治療師趁著運動員伸縮腳踝和腳趾時，用指關節在腿前間隔、有肉的部位持續施壓，也要壓迫腓骨骨幹。

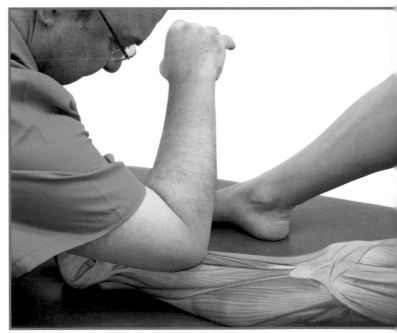

▲ **腿部按摩** 治療師用手肘施壓滾動，這樣的按摩適合肌肉發達或肌肉緊繃的運動員。進行間斷式的按摩時要非常小心，以免造成傷害。

下肢列車第二站：大腿和骨盆

3

手法

◆ 壓迫法
◆ 縱貫摩擦＋靜態壓迫法
◆ 迂迴動作

工具

◆ 前臂
◆ 手
◆ 指尖

連結部位和移動部位

觀察大腿和骨盆的肌筋膜組織，我們可以發現髖部前後兩處自行調節的緊密關係。這些組織一起合作，從保持身體直立、維持「不動」、到進行走路、跑步或跳躍等動作，都共同承受極大的壓力。

行走和肌筋膜線

行走時，地面與腳跟產生的撞擊力有一部分會被軟組織吸收，尤其是被「膝伸肌」和「髖屈肌」吸收。這些組織等於是對抗地心引力的關卡，防止關節做出額外的彎屈。在某種程度上，邁步時，從腳跟傳上來的衝擊力會讓身體凹陷。

走動的時候，腳底板要承受較大的踏力，直到進入離開地面的下一階段；但在邁步的階段，腳底板只用前面的部位接觸地面，將身體略抬高。這些細微的肢體升降動作，向有關聯的髖部傳遞彈力，例如，步伐前端將影響髖後部位，而步伐後端將影響髖前部位。

也就是說，當某一條腿邁出一步（大腿彎屈），同一邊的骨盆（髖骨）會往後轉；髖後部位做好準備，預先緊縮，進入行走的下一個階段：做踏地然後離地的動作。

這時，另一隻腿進行相反的動作。大腿（從髖部）伸直，同一邊的骨盆往前傾斜，也就是髖骨前傾。髖前部位如同關卡一般，預先緊縮，準備做出步伐前端動作。這裡有互相交錯、同時進行的動作，髖部的功能會參與其中，同步顯露身體運動時必須做到的協調動作。

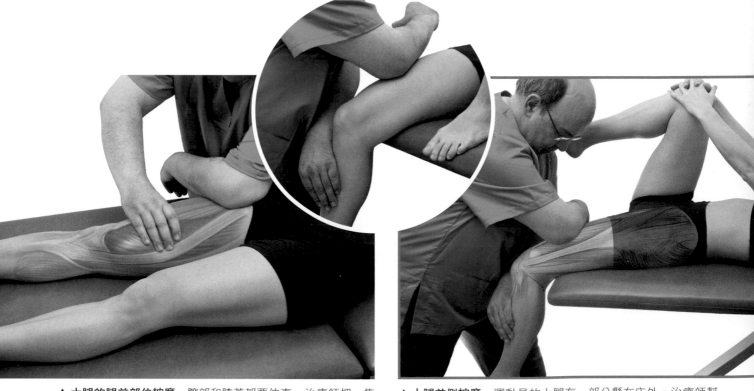

▲ **大腿的腿前部位按摩** 髖部和膝蓋都要伸直。治療師把一隻手放在運動員的膝蓋上，同時用指節或前臂滾動運動員的大腿；也可使用另一隻手，同時在大腿進行迂迴動作，以助紓壓。

▲ **大腿前側按摩** 運動員的大腿有一部分懸在床外，治療師幫忙彎屈膝蓋，使得髖部伸直。這時，另外一條腿要抬起，把腳靠在治療師的肩膀上。治療師用另一隻手迂迴按摩運動員彎下的那一條腿（髖骨內轉及外轉）。

腰肌與髖部

髖部筋膜是牽制前髖位置的筋膜組織。欲知道一個姿勢是否舒適，我們可以觀察髖部的位置和腰部的彎曲度，查看身體是否平衡。因此，可以使用湯瑪士測試（Thomas Test）來取得髖屈肌縮短的資料。

髖屈肌的評估方法

運動員臉朝上平躺，雙腳擺齊，一隻腳懸在床沿，這時治療師用雙手抓住運動員靠在其胸前的那一隻腳。

■ 若運動員懸在床沿的那隻腳無法與按摩床保持平行，且無法緊靠著床沿，就表示髖屈肌群緊張或縮短。

注意事項

◆ 關於腰肌按摩，建議不要按摩肚臍以上的部位，避免傷及腎臟或其他腹腔組織。

◆ 要避免壓迫鼠蹊韌帶部位，因為側股支神經經過此處；也盡量不要按壓任何可以感覺到動脈脈搏跳動的部位。

◆ 使用第一站的按摩技巧時，務必謹慎小心，不要讓腹膜一帶的組織器官感到任何痛楚，所以手指不可緊張，需進行輕鬆的按摩。

◆ 順著運動員呼吸的節律，使用手指慢慢按摩，一邊按、一邊詢問對方感覺，直到把相關肌肉徹底摸清。到了這個時候，就能開始在所有可循的筋膜經線上進行摩擦。

■ 若運動員整條腿攤在床沿外，膝蓋無法彎曲超過 45 度，即表示股四頭肌的股直肌緊縮了。

進行湯瑪士測試時，要把一手放在按摩床與運動員腰部接觸的地方，再觀察骨盆位置和腰椎前凸的程度。

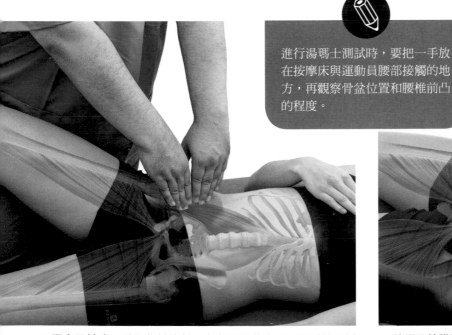

▲ **腰大肌按摩**　髂腰位於腹部，在鼠蹊韌帶上面，用手就可以觸摸得到。運動員平躺，雙膝彎曲，兩腳平踏；若需要更確實地觀察某塊肌肉，可請運動員抬起要觀察的該隻腳。抬腳的動作可讓肌肉緊繃，所以更容易觀看。治療師要對髖骨或髂骨保持注意，再用手指以非常慢的速度按摩，陷入前上髂肌。

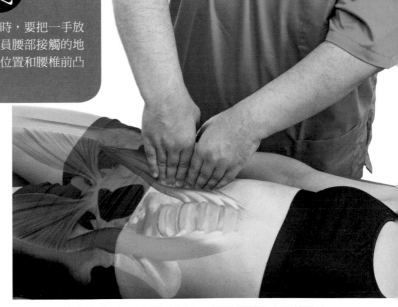

▲ **髂腰肌筋膜按摩**　運動員臉部朝上，平躺接受肌肉和筋膜按摩。療程進行到最後一段的時候，雙腳要伸直。此時，治療師要順著前上髂棘的側邊進行鬆動表皮的按摩；這裡可以讓手指緩緩陷入髂窩。

上肢列車第一站：腹部和胸部

3

手法
◆ 壓迫相對的移動部位
◆ 壓迫法
◆ 縱貫摩擦法

工具
◆ 手的指節
◆ 指尖

聯結站

　　腹部是下肢列車與上肢列車聯結的第一站，雙腳在此藉著重要的肌筋膜組織與軀幹聯結。除此以外，腹部還有重要的器官、神經、血管和淋巴腺。

腹部的評估方法

　　腹直肌可分為三層：表層筋膜包覆著腹部的前面；中間是肌肉本身；而深層筋膜則長在肌肉群的後面。評估這三層組織的緊張度，是一項重要的工作。

　　腹直肌若平坦，壓力則集中在外層以及肌肉裡面；股直肌若臃腫，就該評估肌肉本身的張力。但是我們幾乎能夠肯定的說，張力大的深層筋膜會縮短腹直肌。

注意事項

◆ 要避免按壓感覺得到動脈脈搏的腹腔部位，例如壓住降主動脈。治療師要接觸這些部位，但不可壓迫。

使用摩擦法和揉按法

身體過重的人，深層組織所受的壓力限制了呼吸，因此腹部難以往後縮（骨盆後傾以及腰部彎曲）。

腹部筋膜縮短可用伸展脊椎的動作（例如「人面獅身式」的姿勢），進行延展放鬆。另外，還可以使用摩擦及揉按按摩手法，搭配伸展動作，讓兩種運作原理互相搭配合作，拉伸緊張的組織，徹底放鬆腹部肌肉與壓力，如此，也能使呼吸更順暢。

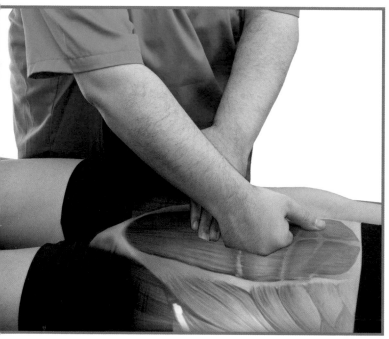

▲ **腹直肌按摩 ❶**　治療師放在尾側的那一隻手，向下進行摩擦；顱側那手握拳按壓，往上移動。以此利用兩個反方向的力量按摩，一方面伸展筋膜，另一方面釋放肌肉的壓力。

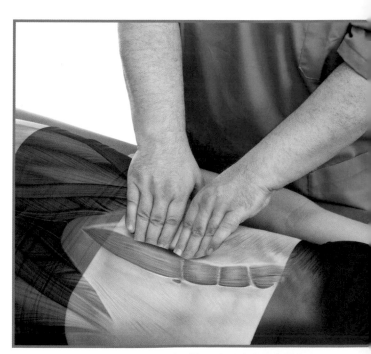

▲ **腹直肌按摩 ❷**　從腹直肌開始到第五肋骨的腹肌韌帶部位，要按摩每一個或每一「塊」肌筋膜。必須按摩後面的部位，可以從肌肉側邊著手，也可以往上提起筋膜的外膜，鬆開粘黏的部位。

肋骨與呼吸

我們要評估胸式呼吸時的肋骨運動，估計所謂「水泵槓桿」的移動能力，其意指上段肋骨在吸氣時向上往前移動，以及在吐氣時向下往後移動的呼吸運動。

胸部的評估方法

下段肋骨的呼吸運動被稱為「水桶提手」，因為吸氣時下段肋骨往外擴張，而吐氣時再縮回來，形狀類似水桶。

徒手觸診能幫助我們確認哪個部位的動作受到限制，以準確的判斷，集中按摩該部位治療。

腹直肌的邊緣靠著第五肋骨，也就是肋弓上面，這個部位可以用伸直的手指，進行移動性的按摩，或者使用手掌底部往運動員頭部的方向推動。此外，雖然腹直肌往胸部的方向生長，但筋膜線直達胸骨部位，包覆胸骨本身，且筋膜組織遍佈肋軟骨關節，包括胸骨和胸大肌的邊緣。

搭配主動運動的按摩手法

治療胸腹部位時，運動員要主動運動再配合按摩，因此其呼吸動作非常重要，會影響到整排肋骨或腹部體積的變換，而這些改變單憑影像很難察覺。為此，治療師必須進行臨床觀察，確認動作僵直或僵硬的部位後，再配合運動員的呼吸節律，在吐氣的時候進行按摩。

注意事項

◆ 若是患者的胸腔有先天性的不良或緊張狀況，例如漏斗胸（凹陷）或突出、呈船底龍骨狀，按摩動作就會受到阻礙。此時，治療師要從側面著手，按照呼吸起伏，從外往內，適時調整按摩的手法，給予運動員最適當的按摩。

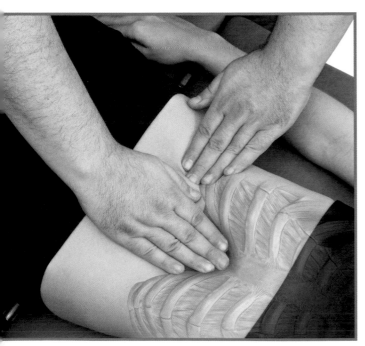

▲ 胸腔和肋骨　為了放鬆身體前下方，要先按摩肋骨部位，接著再按摩胸骨部位。

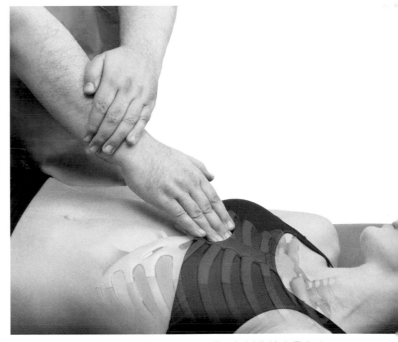

▲ 胸腔、胸骨部位　摩擦屬於胸骨的組織，包括位於胸骨與胸大肌內側之間的胸肋軟骨組織。主要使用摩擦手法，將組織向上（顱側）和向外推。

上肢列車第二站：頭部和頸部

一般手法
◆ 壓迫法
◆ 提拿法
◆ 揉按法

工具
◆ 指尖
◆ 手

頭在肩膀上方

身體運動的時候，前線負責軀幹的彎屈動作，卻會在上頸和頭顱部位產生伸展過度的問題。這是因為前線深入乳突位置，在頸子底下的部位（頸椎底）造成彎屈，因此上頸部位（上頸椎）會過度伸展。

頭部與頸椎的評估方法

觀察運動員的整體性姿勢，能看到其身體中心是否平衡，尤其要知道運動員本身的感覺如何。治療師要先注意整體外觀表現，再評量其頭頸有沒有往哪一個方向歪斜：向前傾或往後倒；頭部的位置如何，頭部的姿勢是否與肩膀平衡；包括頭部與肩膀的關係等。

治療師也要從側面評估頸椎的彎屈度，是否有異常；頭部或肩膀的位置是否前傾。最後也還要評估動作的幅度和品質。

另外，觀察呼吸可以讓我們知道肋骨起伏的動作是否良好。良好的起伏動作，代表前線控制功能良好，使得胸腔橫膈膜與盆隔膜之間的互動關係諧合。

鎖骨

治療師需要額外評量兩邊鎖骨的狀態，因為鎖骨與整個頸部組織息息相關，其會影響肩胛、上肢和胸腔上半部。

注意事項

◆ 療程中，按摩頸子側面的時候要用指腹推拿筋膜，並留意不要影響到總頸動脈。同時，注意運動員的臉色是否出現任何變化，或者向治療師表示有顱內壓增高的感覺。

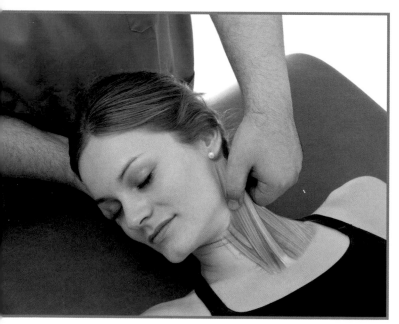

▲ **頸部外側按摩** 按摩胸鎖乳突肌筋膜時，向著尾側的那一隻手將運動員的頭部微微托起，讓組織顯露出來，再使用向著顱側的那一隻手進行下勢摩擦；施力方向圍繞頸部，或前、或後，不可直接壓迫頸部。

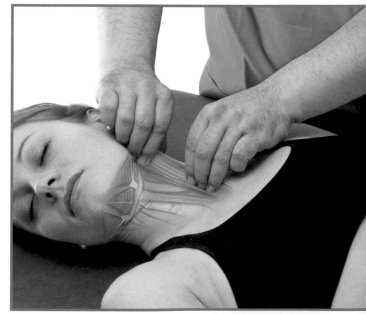

▲ **胸鎖乳突肌按摩** 使用提拿手法按摩頸部的前側和外側。運動員側著頭，露出肌肉部位，讓治療師能夠使用雙手的食指和中指摸索遊走，進行橫向提拿的動作，放鬆肌肉。

頭骨：筋膜線中樞

　　兩側的胸鎖乳突肌筋膜和頸部其他的筋膜，會在頭頂集結，成為一條結實的纖維組織，連接頭皮的前後兩個部位。

頸部的評估方法

　　頭顱姿勢前傾的運動員，兩條胸鎖乳突肌會腫起來，循著頭顱到後方（頂骨與枕骨鱗部之間）形成一條紐帶。當這個部位受到限制，可以清楚地摸到前線。

　　治療師可以在這裡使用任何一種按摩手法：摩擦法、幫浦法、撓抓法、頭皮牽拉法等，都對顱部的運作功能有所助益。除了胸骨外，還需要留心按摩的部位還有頭顱枕骨、顳骨和頂骨交集處。

以指腹輕輕按壓紓緩

前線與背線的交集點位於頭顱後部，所以要從後腦勺檢查到前額，仔細觀察頭皮，把所有可能緊繃的神經叢都找出來，找出那些小小的、紡錘狀的痛點。

那些一摸就痛的地方，要以漸進的方式用指腹按壓。可以先請運動員表達自己的感覺，再按照其指示，在結塊的中心點施力，按摩約1分鐘的時間，直到硬塊鬆開為止。

此外請注意，治療師在按摩這些激痛點時一定要輕且緩，以免造成再次刺激，使肌肉更緊繃。

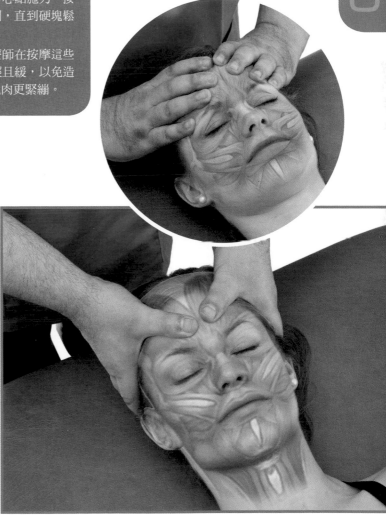

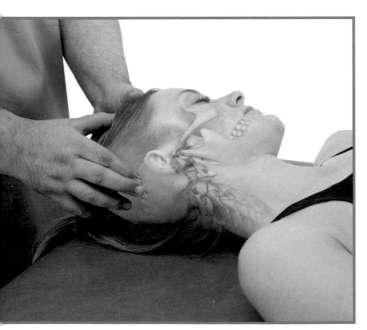

▲ **頭骨按摩**　治療師要小心按摩這個部位，因為要揉按頭顱敏感的地方，尤其是所謂的「星點」，這是頂骨、枕骨和顳骨乳突部位的集中點。可以按摩頭顱各個不同的部位，用指腹揉按那些中心點，再詢問運動員的感覺如何，以確認按壓的位置是否正確。

▲ **頭皮和頭骨按摩**　按摩這個部位時，要特別謹慎。治療師要使用雙手，十指張開，進行幫浦動作，類似擰扭的動作，但手勁要穩、態度要謹慎。用這種按摩手法治療頭痛非常有效。

肌筋膜按摩法

上肢列車第三站：手掌、手臂和軀幹

手法
◆ 來回移動的壓迫法
◆ 壓迫法
◆ 縱貫摩擦法

工具
◆ 指節
◆ 指尖

軀幹的組織

首先，要評估胸大肌是否有緊繃縮短的情形。治療師或許經常會在觀察時，看到胸大肌縮短的駝背姿勢。

軀幹的評估方法

請運動員臉部朝上平躺，要躺在離按摩床緣幾公分的位置；再請運動員把雙臂抬起，放在超過頭的位置，讓手臂懸空吊著。若肌肉沒有縮短，應該能夠往後面伸到與身體平行的位置；若手臂後伸困難，無法把手臂背面搭在床上，則可以斷言胸大肌已經縮短且緊繃。

另一種評估方法，則是請運動員站起來，治療師抓住他的手腕，請他將整個身體往前傾倒。若是動作已經受限，運動員會感到筋拉得很緊，肌筋膜縮短的現象會變得特別明顯。

當然，治療師也可以在腋邊前面進行壓力狀況觸診，藉此查出胸肌的狀況，進而評估軀幹組織的整體狀況。

注意事項

◆ 此部位有非常多的神經、血管和淋巴管，這些組織都集中在表層，例如臂神經叢就剛好位於鎖骨上面；還有大腦靜脈，也會經過胸肩間溝等。

◆ 胸大肌一帶的肌筋膜組織，來自腋下與乳房邊緣的前外側，乳腺位於胸大肌淺筋膜的上面，因此按摩的手法要柔和、緩慢。

◆ 可使用薄紗布保護手指，同時避免指甲傷到運動員的皮膚。

◆ 按摩過程中只要運動員感到不適，就要立刻停止。

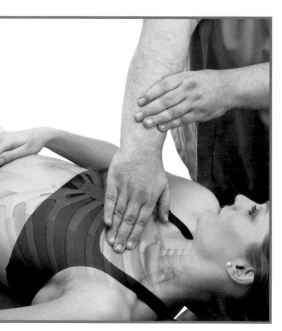

▲ **胸大肌裡面的筋膜按摩** 尾側手掌放在胸大肌上，徒手推壓運動員的前胸，此部位若非常緊繃，可用指節進行按摩。

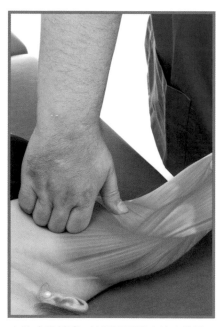

▲ **胸大肌按摩** 這裡需要騰出按摩位置，因此治療師要展開顱側那一隻手，抓住運動員的手臂，而另一隻手按摩胸大肌，用指節推壓緊張的肌肉纖維。

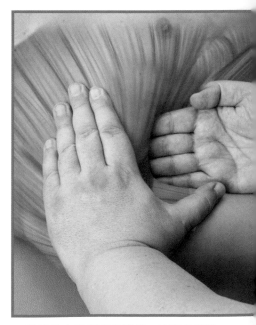

▲ **按摩胸大肌後面的纖維** 按摩此部位時，治療師要請運動員平躺。這種按摩可能會帶來不適，因此要緩慢進行。

手掌與手臂的控制力

上肢，讓我們能夠與外界交流，而這又要感謝雙手的運動與表達能力。事實上，大部分運動所需的動作，在不同程度上要搭配各種因素，像是力量、彈性、控制力和嫻熟度，其中也包括手臂和手掌的運用能力。

髖部的姿勢能提升全身肢體的功能，讓下肢與上肢充分配合。手臂藉著一些結締組織與軀幹聯結，而這些結締組織又通往頭顱、頸椎和脖子，也經由鎖骨和肩胛骨（胸帶）抵達胸腔，最後遍及腹部。

肌筋膜線從手臂往外發展，在整條手臂以扁平肌腱的模樣依附腱膜，最後成為手掌部位的筋膜。放鬆手臂肌筋膜的壓力，有益於胸帶部位的運動，也能提升雙手的控管能力。

注意事項

◆ 在前臂內側施展壓迫力的時候要非常小心，特別是手肘和手腕部位的尺側神經溝，因為腕隧道裡面有正中神經。

◆ 按摩手掌時，要避免壓迫鉤狀骨鉤子突出的部位，因為尺側神經從那裡通過。

◆ 按摩手臂時，關於手臂內側，大約在肱骨內側、中間的位置，也就是二頭肌與三頭肌之間的部位，治療師要小心使用壓迫力，因為底下的血管神經組織裡，除了尺側神經和正中神經，還有肱靜脈和肱動脈。

◆ 前臂附近有許多神經組織，按摩時要特別小心。

▼ **手臂按摩** 在肱二頭肌使用橫摩法，從肌間隔開始按摩。

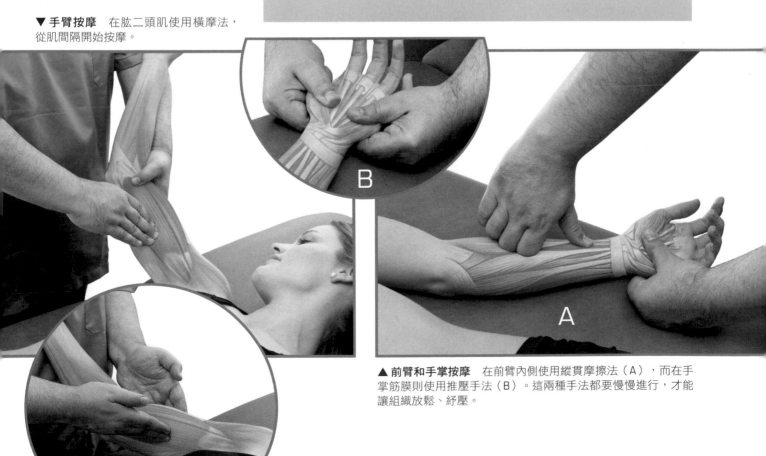

▲ **前臂和手掌按摩** 在前臂內側使用縱貫摩擦法（A），而在手掌筋膜則使用推壓手法（B）。這兩種手法都要慢慢進行，才能讓組織放鬆、紓壓。

背線

負責伸展的筋膜線

　　背線負責伸展的工作，主要功能是挺直身體，避免彎屈的姿勢。整個背線一起運作，幫助我們不會猛然向前跌倒或撲倒。

　　當膝蓋伸直時，背線負責連貫整個背部的表層組織；當膝蓋彎屈時，背線可分為兩段：第一段從腳趾底部到膝蓋，而第二段從膝蓋往額側走。

　　身體前屈時，根據膝蓋是伸直還是彎屈，背線所產生的拉伸感覺也不一樣。

背線的功能

　　前線與背線互相配合，共同在矢狀面平衡身體的運動。

　　背線可分為左右兩種，在評估其他部位前，背線兩側要能達到平衡。背線主要管理張力運動和姿勢，具有收縮緩慢肌肉纖維的能力，進而產生比較靜態的動作，主要用於控制姿勢所用。

抵抗地心引力的筋膜

背線的肌群主要是紅肌纖維，非常耐勞，是幫助我們抵抗地心引力，整天保持站立姿勢的主要關鍵角色。

這裡有的是結實的筋膜帶，例如跟腱（阿基里斯腱）、關節窩部位的肌腱、薦粗隆韌帶以及結構複雜的胸腰筋膜。

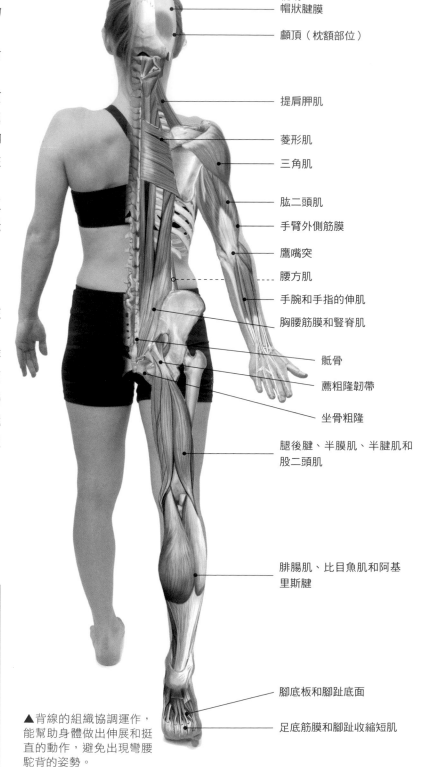

枕嵴
帽狀腱膜
顱頂（枕額部位）

提肩胛肌

菱形肌
三角肌

肱二頭肌
手臂外側筋膜
鷹嘴突
腰方肌
手腕和手指的伸肌
胸腰筋膜和豎脊肌

骶骨
薦粗隆韌帶
坐骨粗隆

腿後腱、半膜肌、半腱肌和股二頭肌

腓腸肌、比目魚肌和阿基里斯腱

腳底板和腳趾底面
足底筋膜和腳趾收縮短肌

▲背線的組織協調運作，能幫助身體做出伸展和挺直的動作，避免出現彎腰駝背的姿勢。

運動員與背線縮短的問題

背線縮短，來自伸展過度的姿勢，例如頸椎或腰椎過度前凸；運動員的膝蓋過度伸展可視為上述問題的後遺症。以上提到的彎屈問題（頸部和背部過度前凸）需要使用治療手法，矯正張力過高的問題。

一般而言，這個問題經常出現在游泳健將身上，因為這種運動不斷地活動背線，尤其集中在背部。

找出代償作用

針對背線縮短的問題，一般的評估方法就是分析運動員的行為動作。治療師會要求運動員將身體往前彎屈，試著用手觸摸腳趾，如此可以觀察運動員是否能夠摸得到自己的腳趾，再評估背部兩側的外觀，包括弓起的姿勢；也要測量手指離地面的距離。

當運動員無法達到要求目標時，就可斷言背線有一定程度的縮短現象。接下來，治療師還要確認哪一段的背線縮短情形比較嚴重，給予正確的治療。

按摩策略

按摩椎旁結構的時候，治療師要觀察每一節脊椎骨的位置，給予正確的治療。

注意事項

◆ 前線和背線是最重要的筋膜，因此在評估其他筋膜前，一定要先讓前線與背線都平穩下來，才能評估其他筋膜線。

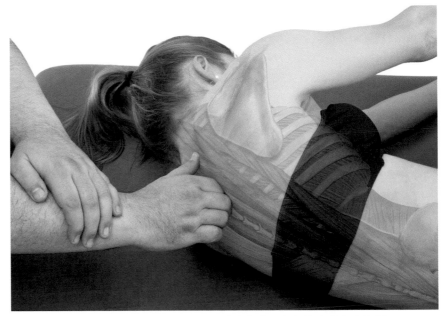

▲ **按摩脊柱後凸的部位** 脊柱後凸的部位（往背後突出）讓脊體突出的部分突出得更明顯。可以使用間接的方式揉按此部位，改善柔軟度和舒展過大的壓力。

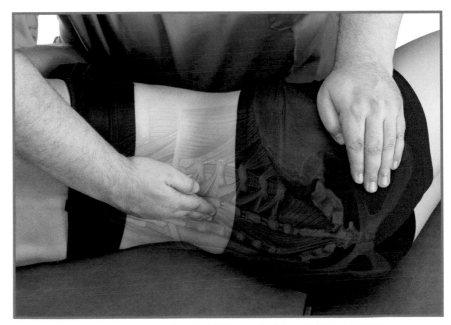

▲ **按摩脊柱前凸的部位** 治療前凸（脊柱前凸）的時候，我們的目標不變：要改善活動能力以及舒展過大的壓力。因此，要使用幫助組織伸展的手法，讓僵硬的部位變得較有彈性。

下肢列車第一站：腳掌和小腿

3

手法
◆ 摩擦壓迫法
◆ 橫摩法

工具
◆ 手指節
◆ 拇指、手肘
◆ 指尖（指腹）

評估活動反應

若我們在測試前屈動作時，發現運動員的小腿無法與腳底板保持豎立的角度，而是往後面傾斜，這意味著背線縮短，小腿肌肉已經有相當程度的緊繃情形。

換言之，筋膜線縮短所產生的壓力，正在影響腳底的筋膜和肌肉；另外，身體往前屈所帶來的壓力影響了小腿後側，因此腳掌和小腿之間的角度往後拉開，無法保持直角。

腳掌的評估方法

我們從腳掌可以評估足底筋膜的狀況，除了進行內側比較（從大拇趾到腳跟）外，也要進行外側比較（從第五腳趾和第五蹠骨的部位比到腳跟）。若是看到大拇趾與腳跟之間的距離縮短了，且內足弓增高，這可能代表腳內緣組織縮短，需要進行治療，調整壓力。

相反的，若是第五腳趾與腳跟之間的距離縮短，內足弓下沉，而外足弓增高，那就表示足底筋膜的外側縮得比較多。

注意事項

◆ 注意潤滑油的用量，不能用太多，才能順利施展推拉和伸展的手法，避免手滑的情形，影響按摩成效。

足底筋膜炎

覆蓋在縱橫弓上的組織就是足底筋膜（plantar fascia）。跑步時躍進的動作會讓腳掌撞擊地面，受到牽扯、敲擊。這時足底筋膜容易變得緊繃，甚至發炎。

這是賽跑運動員常見的症狀，被稱為「足底筋膜炎」。嚴重時，足踝底部的骨骼可能鈣化（骨骼增長），長出「骨刺」。

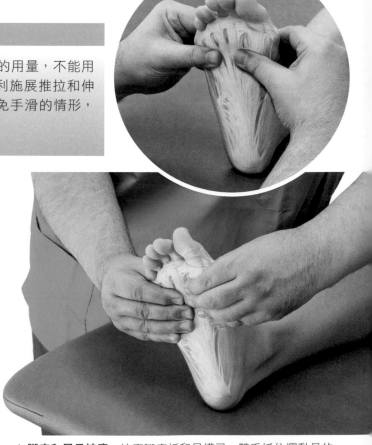

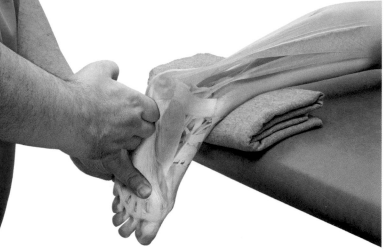

▲ **腳底按摩**　使用指節或第二節指骨進行摩擦按摩，也可以使用手肘進行橫向或縱向按摩，從足踝按摩到腳趾，讓腳底獲得柔軟度。治療師用一隻手抓住運動員的腳，另一隻手再協助腳掌做一些彎曲和伸展的運動，提升其活動度。

▲ **腳底和足弓按摩**　按摩腳底板和足橫弓。雙手抓住運動員的腳，再使用提拿法，在腳趾內部關節做一些伸展腳底的運動。

評估策略

阿基里斯腱是一個緊實有力的結構，不但被視為足底筋膜後面的延伸組織和集中點，亦是腓腸肌和比目魚肌的肌腱。

詳細的觸診，需比較左右兩邊的肌腱，找出穩固和敏感的部位，進而確認兩邊肌腱所承受的力量或壓力，是否有落差。

腓腸肌穿過腳踝和膝蓋的關節，與兩個關節保持功能性的關係。當我們評估腓腸肌的壓力時，就要特別注意這些關係。

測試彈性時，要把腳踝往外旋轉，膝蓋保持伸直，因為這兩個部位的動作相反，腳踝彎屈的角度要能達到直角。在還沒有彎到直角以前，若運動員感到不適或疼痛，就表示肌肉已經縮短了。

比目魚肌只穿過腳踝關節，因此查看比目魚肌時，膝蓋要彎屈，讓治療師能確實評量腳踝往外轉動

的能力。若無法達到 90 度或小腿後側出現痛楚或不適，就代表比目魚肌過度緊縮。

精確解剖

比目魚肌的位置比腓腸肌還要深，它是一個張力性及姿勢性的肌肉。站立時膝蓋反曲（膝蓋往後彎）的人，多半是比目魚肌縮短了。此外比目魚肌緊縮，也會導致蹲下時腳掌無法完全平踏地面。

注意事項

◆ 務必放鬆腳踝外側的韌帶，從踝部往腳踝進行緩慢的深層摩擦。治療師可使用以下兩種按摩手法，幫助骨盆往前移（骨盆前傾）的運動員，緩緩阿基里斯腱和腓腸肌的緊繃壓力。

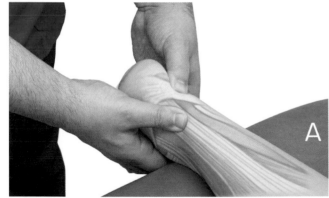

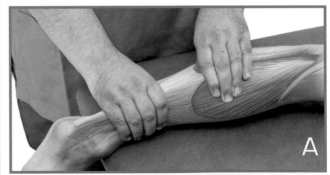

▼ **腓腸肌（俗稱小腿肚）按摩**　用一隻手固定運動員的腿，另一隻手的指腹在緊繃的肌肉上施展橫摩法（A）。

- 也可以同時使用兩隻大拇指，一起使用橫摩法按摩（B）。然而，若有受傷的情形，最好在開始做伸展運動前，先進行此按摩法鬆開小腿肚。

- 可以用手肘摩擦整個肌腱，從小腿的中段一直按摩到腳跟。

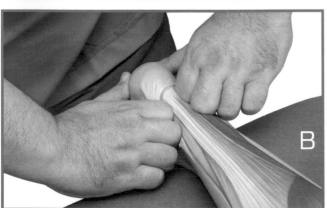

▲ **阿基里斯腱按摩**　進行橫向或縱貫式的摩擦手法按摩。拇指或指節都可以使用，在運動員能忍受的範圍內，請運動員配合按摩，進行收縮和伸展的運動。

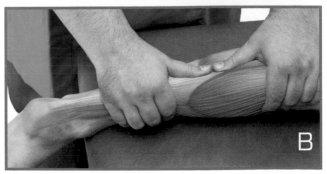

下肢列車第二站：大腿和骨盆

手法
◆ 斜壓摩擦法
◆ 摩擦牽拉法

工具
◆ 前臂
◆ 大拇指
◆ 指節

3

連結部位和移動部位

運動員行走或跑步的時候，腳、腿、臀的推進作用來自於背線的肌肉韌帶組織，且取決於這些組織的預壓負荷能力。

運動員的膝蓋伸展能力若受到限制，腳踝就會被迫增加運動，甚至影響到髖部和骨盆等部位，必須增加額外的動作，才能達到同一個距離。

同時，額外增加的動作會增加能量消耗量，使其在更大的程度上超過組織的壓力承受量，導致運動員疲勞。

大腿後側組織與身體移動作用

運動員的髖屈肌若有縮短（可參考 P.85 的湯瑪士測驗），治療師就要測試腿後腱。測驗方法是要求運動員把不用測驗的那一隻腳保持彎屈，放在地上或按摩床上。如此，骨盆呈正中性位置。若髖屈肌沒有縮短，沒有測驗的那一隻腳就能伸直。

在兩種狀況下，受試的那一隻腳的膝蓋要伸直，再抬腿，一直抬到動作無法繼續的程度為止。若是無法抬高到 80 度，就表示臀部的腿後腱縮短了。

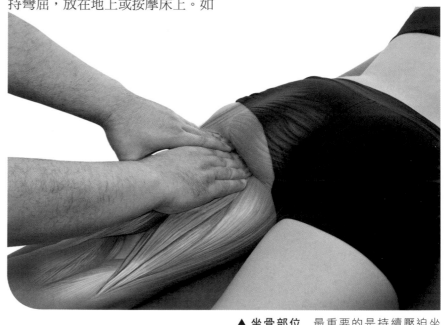

▲ **坐骨部位** 最重要的是持續壓迫坐骨，其位在臀後肌肉深層處。可用雙手的指腹進行縱貫式摩擦，或藉著第三指幫助食指加壓，一起進行橫向按摩。

◀ **腿後腱部位** 運動員臉部朝上平躺，髖骨彎屈，一腳跨在治療師的肩膀上。治療師在運動員臀後的肌群上面使用前臂，藉著壓迫摩擦的手法，進行壓力受控的拉伸運動，不僅能按摩大腿外側（股二頭肌），同時，也能按摩內側（半膜肌與半腱肌）。

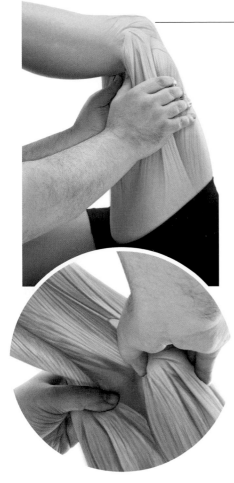

▲ 膕窩部位　探察時，若是在膕窩部位發現緊繃情形，可以使用牽拉加摩擦的手法治療，也就是用雙手的拇指往外推，放鬆膕窩。

大腿和骨盆的關係

薦粗隆韌帶與腿後腱，因為筋膜連接而維持明顯的關係。我們無法在解剖方面把韌帶與相關的結構分開區別：韌帶上有骶骨筋膜和豎脊肌；韌帶下有腿後肌腱群。

韌帶最深層的部位擁有支撐的功能，類似骨骼的作用，其亦有保持身體直立姿勢的作用，同時支撐整個骨盆。韌帶的表層纖維，則負責傳輸運動訊息，進行活動和收縮動作。

評估策略

我們只要從坐骨粗隆斜面移向骶骨下角，就很容易能摸到薦粗隆韌帶。

藉著壓力比對的手法進行觸診，治療師可以知道左右兩邊韌帶受壓的狀況，確認哪一邊的僵硬程度比較大。比較硬的那一邊需要多花一點精神按摩，調整撐住骶骨的張肌。

治療師務必要特別留意這條韌帶的位置深入臀大肌，同時嵌入骶骨外膜邊緣。

骨盆不正的問題

運動員的骨盆若有前傾現象，其韌帶會有往下推的壓力，導致其往下移動。若是骨盆後傾，則是完全相反。

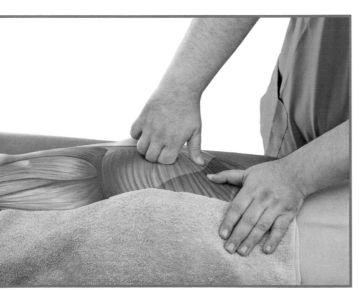

▲ 薦粗隆韌帶部位　治療師在按摩薦粗隆韌帶、尾骨與骶骨受壓的部位時，可使用指節，進行壓迫摩擦手法。注意，要在皮膚下層組織按摩，鬆動這些組織，挪出一點空隙。

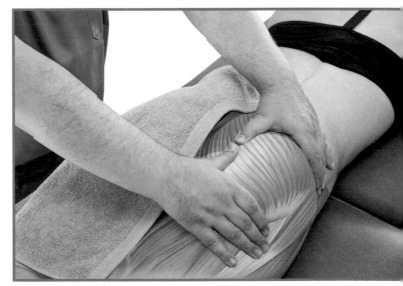

▲ 骶骨部位　雙手的拇指伸直，在強大的臀肌內側進行按摩，接著再重複按摩骶骨邊緣。

肌筋膜按摩法

上肢列車第一站：腰部和胸部

手法
◆ 斜面壓迫法
◆ 推摩法

工具
◆ 手掌
◆ 前臂

連結部位（上下、前後）

骨盆前傾或胸腔後傾，都會大幅牽扯腰椎。後者受到影響以後，若是髖部的屈肌縮短，髖部的伸展能力就會逐漸降低。

此時，我們會逐漸適應動作受限的情形，習以為常。例如，走路的時候，沒有從髖部邁出步伐，而是從腰椎開始伸直整個下肢。治療師可以在看診的過程中，觀察邁步後段的搖擺動作，查看腹部凸出的情形。

評估策略 ❶

若髖屈肌的長度正常，而骨盆仍有傾斜，表示腰部依舊有拉伸的問題，如此下肢在伸展邁步的階段，將需要跨出更大的步伐；然而，邁步的第一段（彎屈）動作幅度就會變小。換句話說，走路的步伐，在伸展時會比彎屈時大。

此外，走路的時候，骨盆會帶動其他動作；骨盆要轉動，才能拉開間距，邁出前後步伐。骨盆往上、朝著脊柱的方向旋轉，每一段脊柱根據自己負責的活動，分別做出不同的動作。

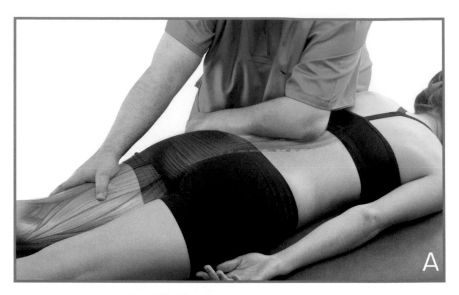

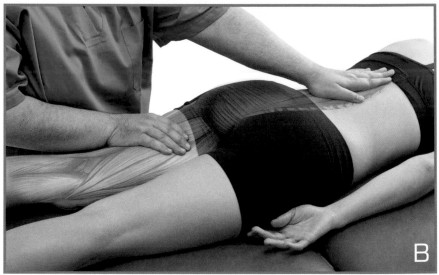

▲ **腰椎旁邊的部位** 用手掌或前臂在脊柱邊的部位進行推摩。同時，可以活動同一側的下肢，往顱側進行牽拉（B），讓肌肉放鬆；或者使用前臂往下面尾側方向摩擦，讓肌肉繃緊。

注意事項

◆ 尾骨受傷會導致移位，這時最好在纖維化的部位來回按摩。這是比較敏感的部位，按摩前必須事先取得運動員同意，避免讓對方感到不適服。

按摩骶骨能可帶來深度的放鬆效果，因為該部位包覆著一層筋膜，讓骶骨與髂肌、腰椎都保持密切的關係。

注意事項

◆ 腰方肌連接橫膈膜，因此這塊肌肉若有問題，會影響呼吸功能，特別是吐氣的動作。腰方肌壓力過大時，會在下段肋骨產生痛楚，甚至整個髂嵴都會疼痛。

評估策略 ❷

　　治療師請運動員正坐，背挺直，雙腳平穩踏地，再從頭部開始，逐漸彎屈背脊，讓每一節脊骨都一一彎屈。治療師站在運動員背後評量這些動作。一般都會見到某些脊骨不能分開，而是一整段彎屈，好像黏在一起。

　　遇到這種案例，治療師能給予很大的幫助，因為按壓這些僵直的部位，可以讓運動員開始注意這個問題，進而恢復原本的彎屈能力與活動度。

　　最後，治療師會在椎間管，也就是在棘突與橫突之間，進行按摩，完成治療的工作。

旋轉力量來自骨盆

腰椎的設計不適合旋轉，它的形狀最適合做伸縮運動，因此骨盆旋轉的動作要把轉動的能力，傳到身體更上面的部位，大約可達到胸腔。

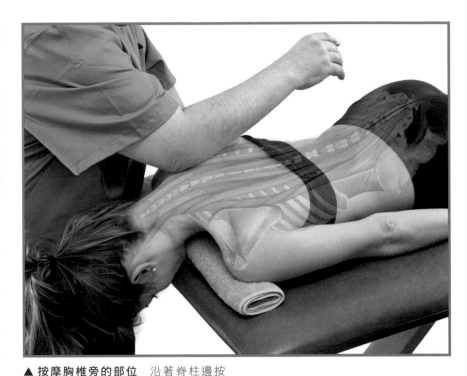

▲ **按摩胸椎旁的部位**　沿著脊柱邊按摩，要注意每一段脊骨的位置。遇到脊椎後凸（往後面彎屈）的部位，可見到肌肉移到中心線外面。治療師會在此施展壓力，讓組織往棘突的位置移動，進行矯正。脊椎骨節因為組織所承受的壓力而凸出，按摩迫使凸出的部位凹回去。

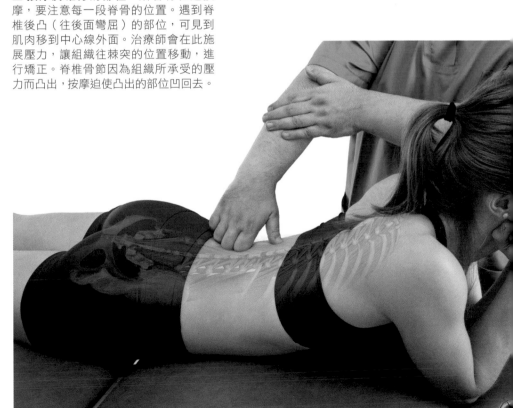

▲ **按摩腰椎旁的背面部位**　脊椎過度凹陷（前凸）時，治療師要從中間往外按摩，從表層按摩到深層，其目的在於調整組織壓力、製造空間，讓脊椎能往後（背後）移動。

上肢列車第二站：頭部和頸部

3

視覺與動作之間的關係

頭部與身體協調的動作，以及頭部與空間的關係一起影響著整個肌肉的張力，而張力提供活動力，進而幫助運動。頭部的運動除了影響軀幹和上肢的肌肉以外，頸椎的反射動作也影響著眼睛。

脊柱各個部位的曲度（前凸、後凸、側彎）擁有一個共同目標，就是保持頭顱和頸項的正常位置，使得眼睛能夠維持在一個固定的橫向視野。

當身體遇到壓力時，會產生生理反應，進而使肢體進入防禦模式。撇開傷害性或情緒方面的因素不談，許多人的生理反應模式，其實都極為相似，例如聳肩、伸出頭部、雙膝彎屈等。

姿勢的指標

胸椎前傾或伸展受限，都表示背線的功能出現問題。肌筋膜線對於我們活動的影響力之大，讓我們不得不重視它，因為動作受到限制時，會在身上各個部位產生壓力（因為縮短而造成緊張），迫使螺旋線建立適應性的內旋或外旋策略，加以補償。

有許多手法能讓緊張的組織穩定下來，其中包括牽拉和伸展頸部組織的手法；這些手法都能配合按摩一同使用。

枕下肌擁有許多感覺接受器，它與眼球運動相關，也跟其他背部肌肉合作，因此在全身協調方面擁有中樞地位。深層按摩這個肌肉（顱骨底線）能釋放頸部深層組織的壓力，特別適合頭部前伸或經常過度伸展頸部的人。

評估策略 ❶

關於頸部與上肢，菱形肌與提肩胛肌經常互相配合運作：前者常顯得虛弱，而後者則有縮短和緊張的傾向。

首先，治療師會要求運動員面臉部朝上平躺，再請他把頭頸偏向一側，由此評估肩膀的提肌，以及旁邊被我們拉得歪斜的斜方肌。接著，治療師會把運動員側臉那一邊的肩膀往下推，若推動起來非常輕鬆，就表示肌肉沒有縮短；反之，若感到動作突然卡住，最後沒有彈回來的感覺，那可能是因為提肩甲肌已經縮短了。

▼ **頭顱按摩 ❶** 治療師雙手靠攏，捧著運動員的頭顱，雙手再略提高，往顱側輕輕向上牽拉。

▼ **頭顱按摩 ❷** 雙手放在運動員的頭顱底下，再使用先前提過的按摩手法，調整枕下部位超量的壓力。

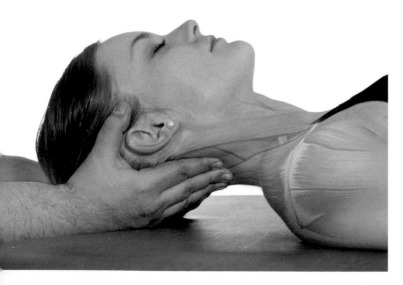

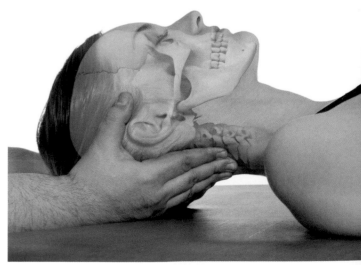

評估方法 ❷

　　運動員要趴直，保持類似要做伏地挺身的姿勢，讓治療師能夠在其胸部接近地面的時候，評估肩胛動作的極限。

　　若肩胛往側面和上面（往頭顱的方向）移動，顯出「振翅」的模樣（脫離胸腔的肩胛內緣），就要猜想其穩定肌群（菱形肌和中斜方肌）是否無力，且上頸部的肌肉（上斜方肌和提肩胛肌）是否已經縮短了。

注意事項

◆ 按摩頸部時，可以同時使用以下圖示的四大基本手法，如此才能徹底消除壓力，達到深層調整的目的。

▼ 頭顱按摩 ❸　枕下部位（頭半棘肌和頭夾肌）的肌群深層按摩，其主要治療頭顱底下的部位。這種放鬆手法，可使頭部前移或經常過度伸展頸部的人，達到放鬆的效果。

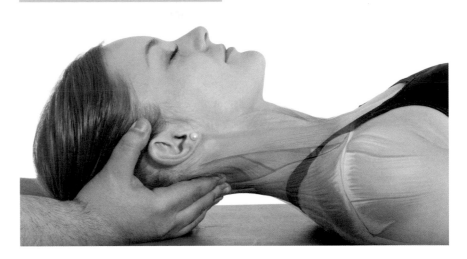

▼ 頭顱按摩 ❹　在耳朵後面與枕骨邊緣（枕嵴）進行摩擦，也要摩擦頭皮。治療師要尋找並詢問運動員感到特別痛的地方，在該處施展靜態壓迫手法，持續施壓，壓散痛點，同時避免產生令運動員想要躲避的痛楚。

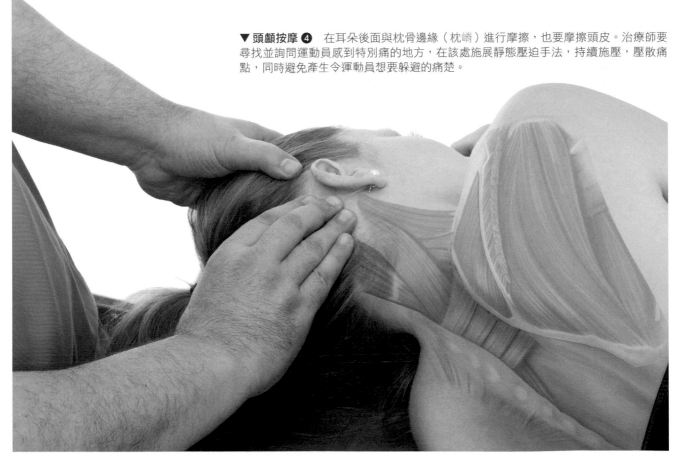

上肢列車第三站：頸項、肩膀和前臂

手法
◆ 深層摩擦法
◆ 摩擦法

工具
◆ 手指，第一與第二節指骨
◆ 指節

關係網的結構

我們在評估頸項、肩膀和上肢任何一個部位時，一定要瞭解這些部位在解剖結構和功能上是完整的一個體系。頸部筋膜通往手臂筋膜，所以經常受壓過度。脊柱的C5、C6和C7脊骨結構承載上肢抵抗地心引力的力量。此外，肩膀要平穩保持正確姿勢，軀幹和頭部也都要維持良好的平衡度。

評估策略

雖然表面上治療師面對的是一個局部性的病痛，如網球肘、肩部肌腱炎、腕隧道症等，但評估時還是要以一個完整的肌筋膜系統去看待。這些傷害一般都是因為附近的部位受損而受到牽連。不論是直接或間接性的關係，亦或是因為使用過度，大部分都是代償機制所造成的問題。

特定的運動傷害

某些運動傷害來自特定的體育動作，例如「網球肘」、「高爾夫球肘」及「游泳肩」等病症，都是直接以運動命名。

此外，也有一些工作會因為上肢重複某些動作而造成傷害，如打蠟、擦拭、剪草、鑽釘子等。

注意事項

◆ 肩膀和胸帶經常發生問題的運動員，多半極少接受超過肘部以外的治療。但要記得，所有的筋膜都互相有聯繫，遍佈四肢。很多人都摔倒過，因而直接撞擊手肘和手腕。為此，當我們評估這些部位時，也要注意這種平常事件可能造成的損害。

例如，發生了一起交通事故，結果就有人受到「揮鞭式頸部撞傷」。被撞的當時，司機緊緊抓住方向盤，形成矢力，通過傷者的雙手，直達肩膀和頸部。治療這種症狀的時候，治療師經常會忽略問題的源頭，而把注意力集中在肩膀和頸項部位，以致治標不治本。

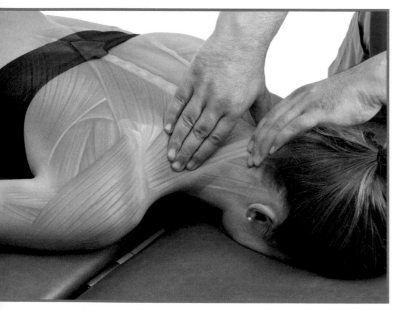

▲**頸部－頸椎按摩** 從背後的頸下部位，往肩胛部位進行肌筋膜深層摩擦。

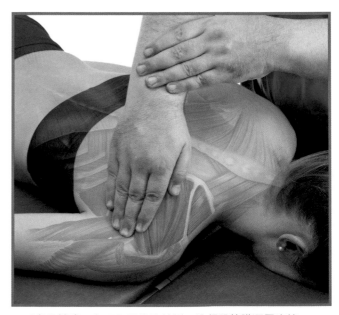

▲**三角肌按摩** 在三角肌的後外側，進行肌筋膜深層摩擦。

3

整體治療

關於上述案例，若我們治療的方針沒有包括整個上肢，連同雙手和手腕，其局部性的治療可能導致之後難以根治的嚴重問題。雖然表面上它們與原本要治療的傷害無關，卻是導致損傷的病灶。

治療策略

手臂的療程若是從前臂的骨間膜開始按摩，會是一個非常好的開始。按摩範圍除了手臂，還包括胸帶、頸部、下顎和軀幹。治療師一開始要求運動員把手臂伸直，放在按摩床上，轉動前臂、手掌打開朝下擺放。接著，治療師要使用壓迫手法，在整條前臂用指節或手肘推揉，在橈骨和尺骨之間按摩。

治療師要往兩個方向出力：一是骨骼之間，直接接觸骨骼，而另一方面則從中間拓往外側的組織。從斜面出力時，請使用摩擦和推揉的手法，避免使勁壓傷血管或神經組織。

動作搭配

治療手法要以循漸進的方式，往手腕的方向按摩，再按摩腕骨、掌骨，最後以按摩指骨結束療程。

按摩時，治療師可以要求運動員做一些手肘伸縮的動作。按摩（靜態）結合動作（動態）的治療方法，對於治療骨間膜特別有效，也非常適合治療腕隧道症候群。

外觀 VS. 功能
上肢背面的皮膚比前面的皮膚厚，毛髮也生得比較密，這是因為背面較常與外界摩擦、碰撞和接觸。由此我們再次驗證，組織的模樣正反應了它的功能。

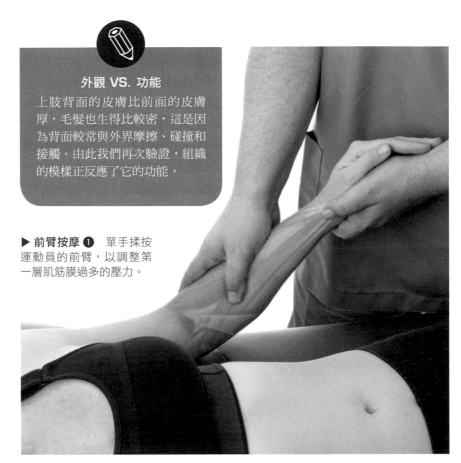

▶ 前臂按摩 ❶ 單手揉按運動員的前臂，以調整第一層肌筋膜過多的壓力。

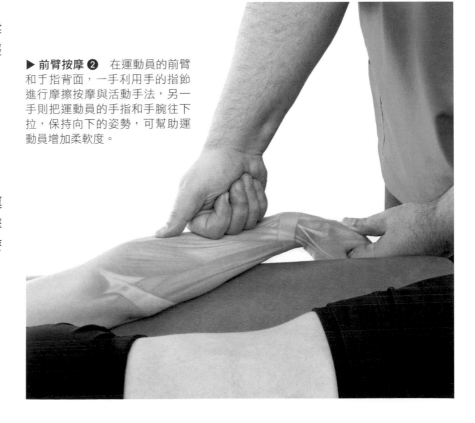

▶ 前臂按摩 ❷ 在運動員的前臂和手指背面，一手利用手的指節進行摩擦按摩與活動手法，另一手則把運動員的手指和手腕往下拉，保持向下的姿勢，可幫助運動員增加柔軟度。

3

側線

負責保持身體穩定和
控制側面運動的肌筋膜

側線沿著身體的側面走，從腳的內側開始，沿著外側上升，越過腳踝的外緣，接著繼續沿著小腿、大腿抵達髖部。

這裡的側線是一堆互相交錯的經緯線，沿著身體的側邊，在身體不同的層面穿梭，從前面拉到後面、又從後面拉到前面。側線最後會抵達頭部，到耳朵的高度。

如同前面提到的前線與背線一樣，這裡我們也有兩組線：左側線與右側線。我們將這兩組線適當地區別出來，以了解其穩定性與機能性作用。

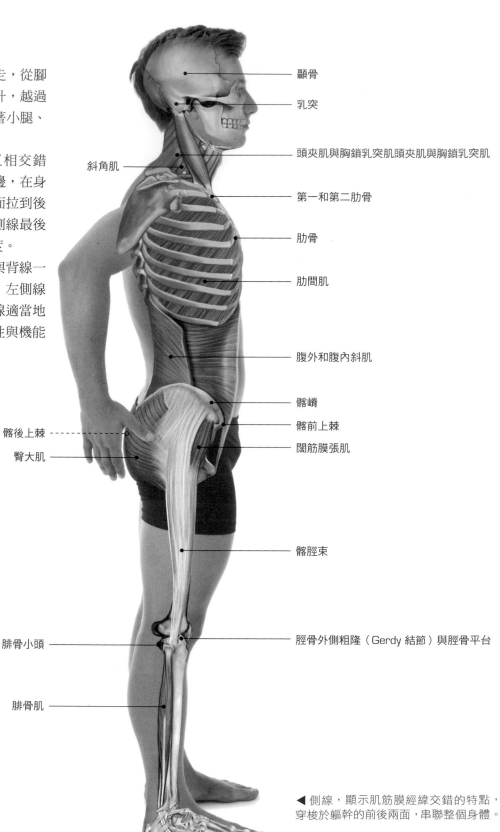

顳骨

乳突

頭夾肌與胸鎖乳突肌頭夾肌與胸鎖乳突肌

第一和第二肋骨

肋骨

肋間肌

腹外和腹內斜肌

髂嵴

髂前上棘

闊筋膜張肌

髂脛束

脛骨外側粗隆（Gerdy 結節）與脛骨平台

斜角肌

髂後上棘

臀大肌

腓骨小頭

腓骨肌

腳底的第一和第五蹠骨

◀ 側線，顯示肌筋膜經緯交錯的特點，穿梭於軀幹的前後兩面，串聯整個身體。

側線的功能

側線的功能，主要是控制額狀面的動作。另外也扮演關節穩定器的角色，主要穩定髖部，膝蓋和腳踝。同時，還參與軀幹往側彎曲（彎腰）、下肢往側面提起（外展）以及腳踝往外移動（外翻）的各種動作。

雙腳因為有筋膜組織和腓骨肌，能支撐足底外側縱弓（足弓外側）。

軀幹和頭顱負責側邊的動作（往左右兩側傾斜），提供動作的穩定性，同時協助控制和調整身體進行軀幹旋轉的動作。

當軀幹往任何一側彎屈，或進行下肢提起的動作時，都意味著有一側筋膜線獲得伸展，而另一側則進行收縮。

找出代償作用

既然側線能做出側邊彎曲或傾斜的動作，若有肌筋膜受到限制，就會導致受限那一邊的側線縮短、壓力過甚，而在身體特定的一段（胸腔、脊椎、髖部等）顯示側邊彎曲的現象。

因此，側線的結構一旦增加壓力，會造成筋膜受限，而對等的另一側在做傾斜動作時，也會因此受到限制。

側線從髖部開始交叉來回分佈，與螺旋線混合，這兩種筋膜線都能提供機動與穩定的功能，關係密切（關於螺旋線的詳細介紹，詳見後面篇章）。

當我們從正面觀察一個人走路的姿態，我們會看到其把重心擺在支撐身體的那一腳，腳跟觸地那一邊的髖部內屈。因此，髖部單側受力，導致骨盆往對側落下。骨盆落下，會把同一邊的側線從上端撐開，由邊緣往上傳力。治療師可以趁著運動員跑步或行走時，觀察兩邊側線互相調整的動作，由此找出潛在的異常問題和代償作用。

側線與內耳

側線的支撐功能，在走路的時候特別重要，因為它能幫助一隻腳踏穩，接著讓另一隻腳提起。側線不但能避免身體側面失去平衡，同時亦能避免我們往一側或另外一側跌倒。

此外，我們的內耳，這個負責身體姿勢穩定的器官，不僅具有保持姿勢平衡功能，也讓身體隨著側線串聯成一線。

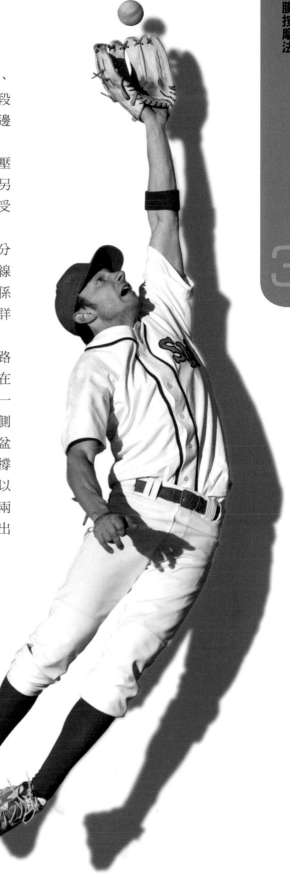

▶ 運動員接球的時候，要使用筋膜線積存的力量進行彈跳、往側邊伸展的動作，但要同時控制動作的穩定度。

下肢列車第一站：腳掌和小腿

3

手法
◆ 推摩法
◆ 壓迫法

工具
◆ 指節
◆ 手肘
◆ 指腹

評估反應的活動性和穩定性

腳掌對於雙足步行和其他相關的動作都非常重要，它影響跳躍、跑步、踢腿等。話雖如此，運動訓練中卻總是忽略這個部位，因此一般都不會被人重視。事實上，腳掌的結構裡面，一旦某個小小的關節出現問題，整個生物力學都會失去平衡，繼而產生代償機制，擾亂全身的運作模式。

舉例而言，腳趾活動不良的時候（爪形趾、槌形趾等），腳掌的重要性就更顯而易見了，所以務必要維護腳的這些細小關節，保持最佳力量和靈活性。

從生物力學的角度來看，比起做動作的時候，靜止時腳掌外側反而承受更多來自體重的壓力。腳掌要承載那麼大的壓力，所以必須擁有良好的靈敏性以及均衡的穩定力。尤其，當地面不平整時，腳掌的上述能力就更受到考驗。足側肌（腳本身的肌肉群）與腿部肌肉（腓骨肌）的合作綜效，能限制腳側和腳踝的活動度和穩定度。

腳掌的評估方法

根據雙腳不同的腳程能力和柔韌度，可以比較兩腳內翻的能力。治療師讓運動員臉朝上平躺，雙腿伸直，再抓住運動員的左右腳踝以及腳的外緣部位。接著，開始往內翻轉，也就是把雙腳的腳底盡量往裡面掰，好像要讓腳底板「面對面」一般。若感覺很硬、扳不動，或是運動員在內翻的時候，對我們說他的腿部內側或外側有被牽扯的

感覺，或是腳踝外側或足部外緣的部位覺得很緊，就都表示這些相關部位的側線，可能出現縮短現象。

此外，治療師也要從腿的外側，在腳的外踝和外緣部位進行腓骨肌腱觸診。為了進行明確徹底的觸診工作，治療師會要求運動員把腳和腳踝往外轉（外翻），抗拒治療師往內翻的力量。如此，肌腱會出現在腿的外側，也就是腳踝附近的位置，會非常明顯地出現在外踝的後面和下面，徒手觸摸馬上能夠辨認出來。最後我們要比較兩隻腳，看看有沒有硬塊、僵硬的部位，或者出現不能伸展或是疼痛的情形。

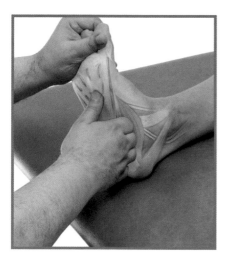

▲ **腳底內側按摩** 從大拇趾底部和腳底內側開始按摩，包括腳底板的部位。在這種敏感部位使用摩擦手法時，要增加一點點壓迫的力度（在對方不覺得痛的限度內）。

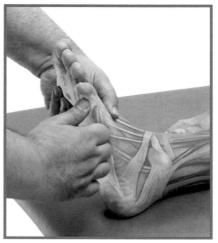

▲ **腳掌側邊按摩** 在腳側或腳的外緣，以及腳踝部位進行推摩時，要繞著外踝（腳踝的表面）進行前面與後面的按摩。

▼ **腳底板按摩** 趴下的姿勢非常適合按摩腳底，可以更容易摸到足底外側縱弓以及第一和第五蹠骨底部。腳底按摩要使用三維式的壓迫手法，用手肘進行短的刮線式按摩，讓組織柔韌，同時也要避免刺激組織或造成疼痛。

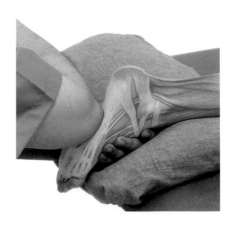

評估策略

接下來，治療師還要評估側線的狀況，檢查整條小腿的外側間隔，直到膝蓋的部位。我們要比較的，是雙腳各自承受的壓力和本來具有的張力。雙腳若有不同，可以懷疑比較僵硬的那隻腳，其側線是否承受過多的壓力。可以要求受試者面向上平躺在按摩床上，進行這項測驗。

或者，也可以請對方按照平常那般站立或者踮起腳尖。踮腳的時候可以靠著牆壁。這樣一來，側線被迫保持身體的側面平穩，就更容易摸得到身體比較僵硬的部位。

腳踝的平衡能力

從正面觀察，外踝或脛骨肌的位置比內踝或腓骨肌要低。這就說明為什麼我們的腳踝比較常往裡面（內翻）拐到腳（腳踝關節扭傷），而比較不容易往外拐（外翻）。

要修復這種傷勢，除了一般的關節扭傷治療方法，也需要恢復當初被傷勢奪走的平衡能力。兩隻腳的支撐力不同，會影響腿的長短。

換言之，腳心內翻（supination）時，腿會看起來比較長，反之，腳心外翻（pronation）時，腿會看起來比較短。

精確解剖

第三腓骨肌（peroneo tertius）屬於腿前肌群，但目前根據不同作者的見解，這個觀點仍有爭議。

有一些作者認為第三腓骨肌是一條腿後屈肌，負責腳部外展和外翻的動作，在腳趾抬高（伸展）的時候產生綜效（肌肉活化，muscular activation）。最新研究證實我們經常使用第三腓骨肌，它的功能比我們以往認識的還要多。

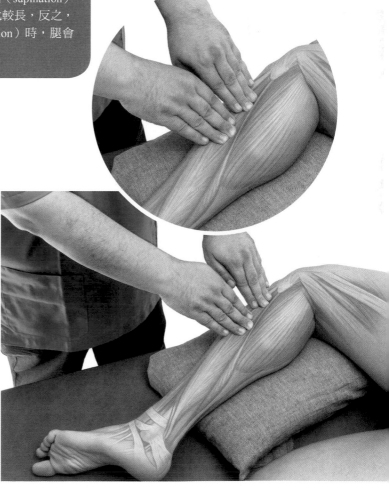

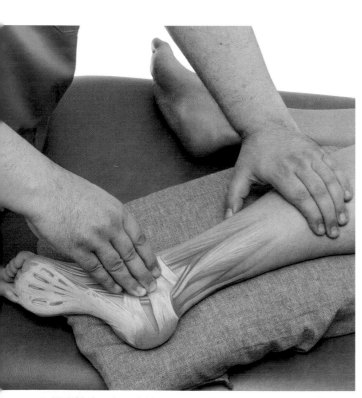

▲ **腳踝按摩**　在腳的外踝和外緣部位進行推摩法。我們往足踵的方向按摩腳踝周圍。運動員腳踝外翻（往側面轉動）的時候，腓骨肌腱會很明顯地出現在外踝後面。

▲ **小腿按摩**　在整條腿上使用橫摩手法，把前外側間隔與後外側間隔分開。按摩時，若運動員能做出腳踝彎屈和伸展的動作，能加快痙攣放鬆，提升紓緩組織緊繃的功效。

肌筋膜按摩法

下肢列車第二站：大腿和骨盆

手法
◆ 推摩法
◆ 橫摩法
◆ 直線縱貫按摩
◆ 推壓法

工具
◆ 雙肘
◆ 指節
◆ 單肘

3

連結部位和移動部位

身體行走時，為了節省能量，會採用往側面傾斜的方法，將全身倒向受力的那一腳，而骨盆後端會略往鬆開的那一邊下沉（不用支撐身體的那一邊）。受力邊的髖部會因此做出類似內屈的動作。

接著，大轉子（髖部最突出的部位）會移往側線，這股推力迫使側線從體內開始伸展。

髂脛束位於大腿的外側，它將承受這個類似內屈動作所帶來的壓力，讓髂嵴與股骨分開。

當我們踏出一腳、邁出一步，其實裡面包含好幾個步驟。髂脛束承受的壓力來自上述的被動式外展動作，然而髂脛束帶與臀部肌肉（臀大肌和臀中肌）連接，兩者合作產生綜效，繼續增加壓力。臀部肌肉能收縮，負責阻止動作、放慢腳步，這時嵌入其中的束帶也會跟著縮緊。最後，髂脛束要承受重心轉移的力量（髖部的類似內屈動作）。由此進入另一個階段，換成支撐身體的那一腳開始承受壓力。

檢查大腿側面肌群的筋膜線

運動員側臥，一腳彎屈，躺在床上，身體放鬆，保持平穩，由治療師抓住需要檢查的那一隻腿。接著，請運動員將腳伸直，向外伸展，直到束帶覆蓋大轉子的姿勢。這時要抓住運動員的腳踝和膝蓋，把腿固定住，保持在正中位置，不要拉伸、不要內屈也不要外展。接著，治療師再慢慢把運動員的膝蓋彎到 90 度。

膝蓋彎屈後，治療師一手仍然抓住運動員的腳踝，另一手則要放開他的膝蓋，讓膝蓋自然落下。若

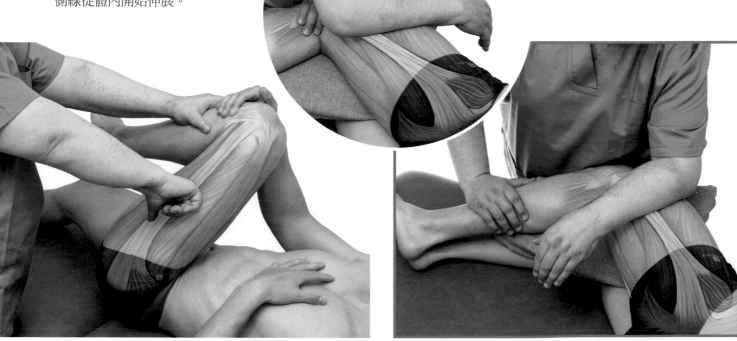

▲ **大腿按摩 ❶** 髂脛束的按摩非常重要，因為該部位任何組織縮短和功能受限的問題，都會造成整體的嚴重後果，不可忽視。按摩時，運動員要臉部朝上平躺，用單手或雙手抓住一個膝蓋，做大腿內屈的動作。同時，治療師用手指、指節或者前臂，沿著大腿外側，運用推摩手法按摩。

▲ **大腿按摩 ❷** 按摩闊筋膜張肌時，運動員要側臥，治療師則用指節，施展推摩手法，但顧慮到大腿面積有限，還是用前臂推摩比較好。區別性按摩在此顯得重要，闊筋膜張肌最好不要與前（四頭肌裡面的股直肌肌腱）後（臀肌群部）組織混在一起按摩。

膝蓋懸在半空。或者只是稍微往下沉一點就停住，那就代表束帶縮短了。這個測驗務必要在運動員完全放鬆的狀態下進行，測驗結果才是可信的。

骨盆與腰椎的關係

治療師可以利用一個簡單的測驗，來評估骨盆與腰椎之間的活動度。主要測試骨盆對於腰椎上端「掉下來」的程度。

請運動員站在治療師面前，雙腳分開，盡量平行，大約保持一個肩膀寬的距離。接著，請他彎屈某一隻腳的膝蓋，但是腳不離地。如此迫使屈膝那一邊的骨盆「掉下來」。另一邊的腰椎應該會在 L3 的位置彎屈，若腰椎下段無法自然

傾斜，那麼彎屈的部位，將是脊椎比較上面的骨節。

評估策略

髂嵴是腹肌群的源頭，腹內斜肌從髂嵴邊緣伸出來，腹內斜肌來自嵴峰，而腹橫肌則是嵌入髂嵴的內部深處。因此，許多重要的結締組織層層覆蓋著這一條細邊。治療師要評量兩個髂嵴左右兩側的密度，再利用摩擦和拉伸的治療手法，幫忙伸展側線。

腿的長度會影響骶骨結構

骶骨的底部，會因為腿的長度而有結構性的改變而彎屈，使得脊椎往一邊傾斜，迫使組織縮短，讓運動員感到自己坐的椅子，總是歪向一邊或者好像正在斜坡上行走。

換言之，若總是感覺身體歪一邊的人，很可能是骶骨結構出現問題，必須立即矯正。

▼ **骨盆按摩 ❶** 對於臀大肌肉多的地方，要順著肌肉走向、沿著骶骨邊緣按摩，再藉著摩擦手法，以切過纖維的方向刮推。另外，也可以往下肢的方向進行縱向按摩。

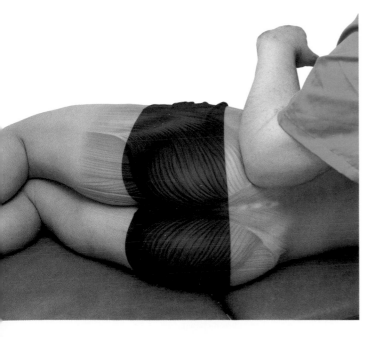

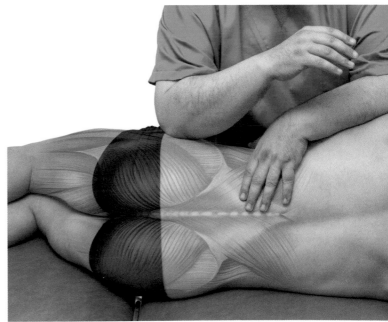

▲ **骨盆按摩 ❷** 讓運動員側臥，再從髂前棘按摩到髂後棘，治療髂嵴上面緊張的部位。我們用前臂從運動員的腰部開始按摩，一路往下按摩，直到髂嵴的骨質邊緣。在此使用推壓手法，往尾側、離心方向刮推，朝著骶骨按摩。運動員可以配合按摩的手法，做一些細微的動作，像是抬起手臂、骨盆前傾或後傾或者動一動下肢。

肌筋膜按摩法

上肢列車第一站：腰椎和胸部

手法
◆ 刮線式壓迫法
◆ 推摩法
◆ 牽拉法

工具
◆ 指腹
◆ 指節
◆ 手肘
◆ 前臂

3

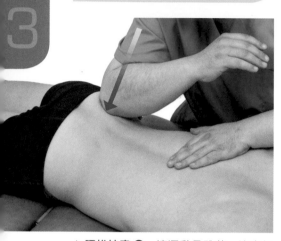

▲ **腰椎按摩 ❶** 讓運動員趴著，治療師用手肘壓迫運動員的臀中肌內側，沿著骶骨外側、以縱向切入肌肉纖維的方式進行按摩。

聯結站

　　身體側面的肌筋膜組織，除了擁有上述各種功能外，還會影響呼吸和手臂的運動。橫膈膜把腹腔與胸腔分開，決定肋骨的位置和張力。肋張力能調整橫膈膜所占據的位置；也就是說，橫膈膜與肋骨在結構與功能方面互相反饋、互相制衡，以達到穩定。

　　因此，包覆胸腹的肌筋膜經絡得以協調，進而保持動作的有效性和流暢度。

　　內面筋膜（或稱「腹筋膜」）無力時，一般多會移向側面。其中原因，可能來自不良的飲食習慣、身體過重（行動不便），甚至因為過度鍛鍊、受傷或手術疤痕等。以上這些問題，都會影響呼吸活動，讓「束腹帶」無法提供有效支撐，

使得隔膜「活塞」無力，沒有足夠的能量來維持人體健康。

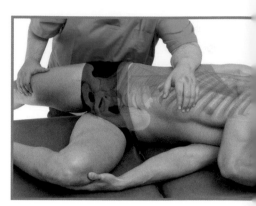

▲ **腰椎按摩 ❷** 圖中的按摩手法，適用於骨盆與胸帶互相往反方向扭轉的姿勢。治療師用一手把運動員的大腿被拉向身後，另一手的手肘則是在運動員的腰椎側面，從後往前進行按摩。

▼ **腰椎按摩 ❸** 運動員側躺，抬起上面的腿，同時轉動骨盆。治療師一手抓住運動員的手臂，開始牽拉，讓軀幹和胸帶往後旋轉；而另一手依序扶住不同部位，做大幅度的旋轉。治療師也可用指節或手指，藉助推摩手法，活動那些感覺上有一點僵硬、比較難以轉動的部位。

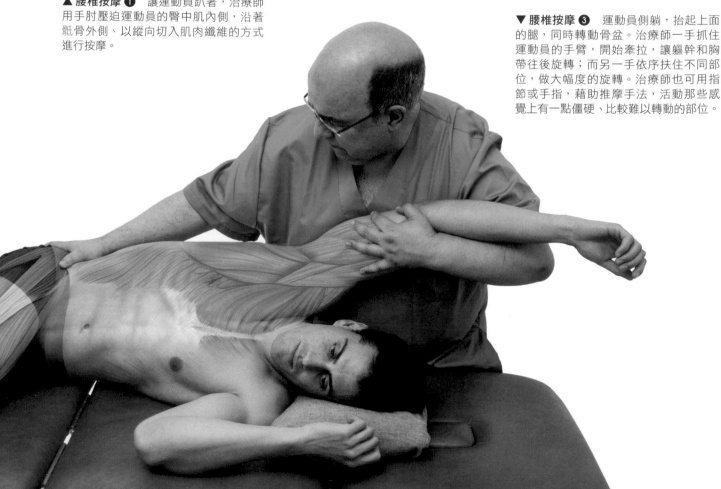

骨盆與胸部的關係

我們可以從行走的動作，窺見胸部與骨盆之間的互動關係。當腳跟碰撞地面，骨盆會往伸直的那一腿轉動（準備往前邁步的那一腿），骨盆與胸部的相關位置因此移動、產生旋轉。前螺旋線與後螺旋線負責控制這種旋轉活動。而側線由於在腰部交叉形成「X」狀的聯結關係，因此會與兩組螺旋線合作，齊力產生旋轉動作，並且控制這個動作。

此外，身體兩側的重心斜度（骨盆與軀幹往側面傾斜），更可提供額向動作的穩定性和行動力。換言之，能提供身體轉動的能力，同時保持左右傾斜動作的整體性。

藉著身體兩側提供的傾斜力量，骨盆與胸部輪流轉動的力量受到控制。兩側腹斜肌所提供的力量，藉著不同層面的調整，讓胸部與骨盆充分合作，保持身體平穩。

胸部的肋間肌群

肋間肌群的角度位置與腹斜肌的極為相似。

內外兩種肋間肌負責傳遞來自骨盆的旋轉力量，控制每一段肋骨之間的旋轉動作，且不只是在行走的時候，就連呼吸時也會控制其動作。

肋間肌群與腹斜肌一樣，也在橫向動作（旋轉）

的層面與螺旋線合作。但是它們處於側線深層位置，所以負責穩定前傾動作，尤其是穩定頸部下側。

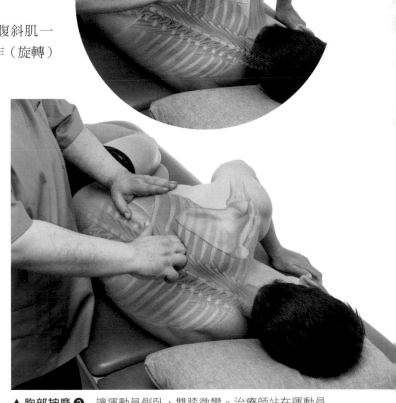

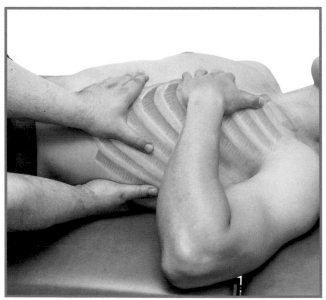

▲ **胸部按摩 ❶** 運動員需要能夠辨認胸肋前、後移動的動作。因此，治療師需將一手放在運動員的胸前，另一手放在運動員的背後，幫助他辨認呼吸時，胸肋前後兩邊的交替連貫運動。（註：這種按摩手法，可視為一種鍛鍊身體的認知運動，同時亦可幫助放鬆身體，是很好的按摩方法。）

▲ **胸部按摩 ❷** 讓運動員側臥，雙膝微彎。治療師站在運動員背後，在肋骨部位往前面使用壓迫手法慢慢按摩。運動員吸氣時，韌帶與肌肉在鼓起的肋骨之間互相摩擦，此時，治療師可藉此摩擦整條肋部。為了幫助胸部的按摩工作，可以請運動員伸直手臂，試著觸摸面前的牆壁以及往下伸向地面，讓肩胛骨向外伸展。（註：每次完成一個部位的按摩後，可要求運動員做幾次深呼吸，以調整徒手按摩的成效。）

上肢列車第二站：頭部和頸部

手法
◆ 刮線式摩擦法
◆ 推壓法
◆ 手指揉按法

工具
◆ 指腹
◆ 指節

上呼吸道

　　頭頸部位有一些斜角肌，它們嵌入上段肋骨，扮演穩定器的角色，以保持肌肉張力。雖然它們負責維持姿勢，卻同樣被當做一種筋膜肌肉看待。為此，運動員因為緊張、疲勞或恐懼而過度呼吸時，斜角肌都會顯得非常緊張。

評估策略 ❶

　　治療師可以將雙手放在運動員的肩膀，指尖放在鎖骨上，評估頭頸部位的斜角肌狀況。運動員呼吸時，若聳肩動作非常誇張，就表示其斜角肌已經縮短緊繃了。

評估策略 ❷

　　另一種評估方法，則是請運動員把一隻手放在腹部，搭在肚臍上方，另一手放在胸前。

　　開始呼吸的時候，胸前的手應該會先動，若這一手不是被推向外面，而是被推往下巴的方向，就表示運動員正在使用上呼吸道的部位呼吸，其原因正是斜角肌縮短。另外，包括其他參與呼吸的肌肉，例如胸鎖乳突肌，可能也都緊縮了。

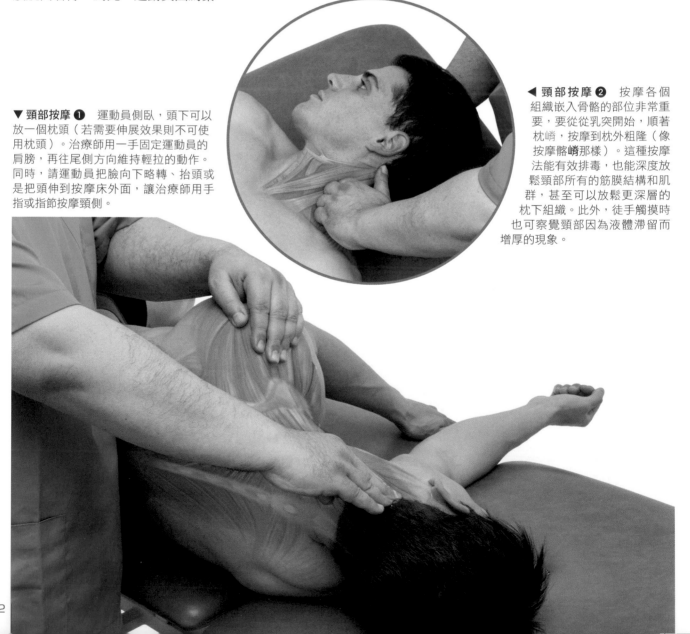

▼ **頸部按摩 ❶**　　運動員側臥，頭下可以放一個枕頭（若需要伸展效果則不可使用枕頭）。治療師用一手固定運動員的肩膀，再往尾側方向維持輕拉的動作。同時，請運動員把臉向下略轉、抬頭或是把頭伸到按摩床外面，讓治療師用手指或指節按摩頸側。

◀ **頸部按摩 ❷**　　按摩各個組織嵌入骨骼的部位非常重要，要從從乳突開始，順著枕嵴，按摩到枕外粗隆（像按摩髂嵴那樣）。這種按摩法能有效排毒，也能深度放鬆頸部所有的筋膜結構和肌群，甚至可以放鬆更深層的枕下組織。此外，徒手觸摸時也可察覺頸部因為液體滯留而增厚的現象。

精確解剖

側線從肋間肌伸出，經過斜角肌，抵達脊柱。斜角肌和肋間肌一樣，都屬於深層組織，它們深深嵌入肋骨，切確來說，它們與第一和第二根肋骨相連。

頸椎上段包括從 C2 到接近枕骨的部位，那裡的活動度比頸椎下段高。下段包括 C3 到 C7 的骨節，活動度比較小。斜角肌並沒有伸到頸椎上段的部位（樞椎 C2- 枕骨）。因此，頭顱沒有受到牽制，沒有過度固定，使得雙眼和雙耳能夠探查四方。

頭夾肌和胸鎖乳突肌雖然因為處於側邊位置而屬於側線的一部分，但它們算是比較表層的組織，

結構上更有運動功能，而不是僅有穩固身體的作用。胸鎖乳突肌從表面就能摸得到，能摸到它從胸骨和鎖骨伸出來的部位，也能摸出它潛入乳突和枕骨的地方。

將雙手放在運動員的頭上，就能摸到頭夾肌。治療師可以把指頭放在乳突下面、稍微往後的地方，再請運動員轉動頭顱，略抵抗治療師用拇指施加的力量。

如此觸診，會發現與運動員頭顱轉動的方向同側的肌肉正在收縮。治療師可以在同一個部位分別評量兩側，再進行對比。

反射動作

脊椎橫向擺動時，脊柱會出現反射動作，產生輕微的波動，整體性地影響全身上下。當細小的橫突間肌肉開始收縮，與它相對的肌肉就會伸展。

伸展的時候，相對的橫突間肌因為反射作用而被迫緊縮。這個緊縮動作，會牽扯到當初開始收縮的那條橫突間肌，把它拉直，然後又再度產生收縮。如此反覆收縮伸展的運動模式，會出現在每一段脊椎。

我們可以在魚類身上看到極為相似的動作，因為魚類也算是人類的先祖，當魚兒游水的時候我們也能看到這些動作。

人類保留了這些不需要用到大腦的自動反射動作。例如：嬰兒在爬行的階段，明顯地做出這種橫向擺動的動作。之後，當孩子開始直立，這種動作會逐漸減少，因為身體已經學會運用直立行走的伸縮動作和旋轉動作，這就是人類脊椎不同於其他動物，最特殊的地方。

▼ **頭部按摩** 把雙手攤平、一併用指腹按摩（2）枕骨肌筋膜或（1）顳顎部位；也就是耳朵後面和耳朵上面。接著，治療師使用細小的推摩動作（大約 1 公分），活動那些會痛的地方，將組織推往頭頂。這個療程要慢，讓組織有時間藉著按摩慢慢放鬆。

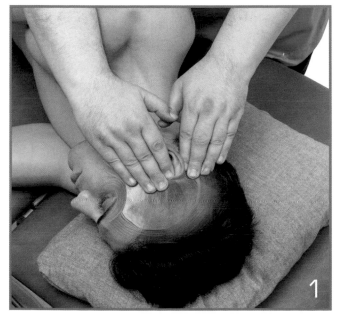

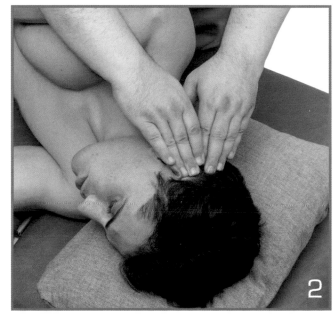

上肢列車第一站：腹部、腰椎和胸部

手法
◆ 推摩法
◆ 推摩法加上鉗抓法

工具
◆ 手指、指尖（指腹）
◆ 大拇指和食指的指腹
◆ 前臂

聯結站

　　運動員讓腹部工作，進行斜肌運動，把軀幹上位提高，用一邊的手肘觸碰另一邊的膝蓋。這些動作會牽動兩條螺旋線裡面的一條（謹記這是兩條肌筋膜線：一邊一條），以此表現一條螺旋線縮短，另一條就會拉長的現象。

腹部 - 腰椎 - 恥骨與下肢的關係

　　以下的動作讓我們可以見到四肢、恥骨和腹部之間的關係：身體站直，兩腳之間大約保持肩寬的距離，再讓恥骨做前傾與後傾的動作。往前傾斜時，雙腳膝蓋挺直，讓髖骨內旋，同時足弓下降（弓弧下沉）；然而恥骨後傾則產生相反的動作：雙膝半屈，髖骨外旋，而且足弓增高。

　　治療師可以趁運動員做出拋物動作時，觸摸其腰部的肌肉（腹斜肌），以確認胸部旋轉的程度，再比較左右兩側的旋轉動作品質。

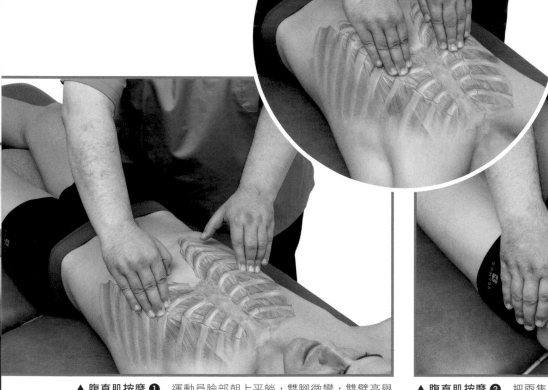

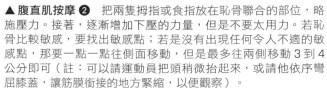

▲ **腹直肌按摩 ❶**　　運動員臉部朝上平躺，雙腳微彎，雙臂高舉過肩；治療師按摩兩側肋弓，也可以先按摩一邊，再按摩另外一邊。須知腹部筋膜只達到第五條肋骨的位置（乳頭的位置），因此只能按摩到那裡。另外，治療師也要朝著身體的中央線，從外側往內側按摩。

▲ **腹直肌按摩 ❷**　　把兩隻拇指或食指放在恥骨聯合的部位，略施壓力。接著，逐漸增加下壓的力量，但是不要太用力。若恥骨比較敏感，要找出敏感點；若是沒有出現任何令人不適的敏感點，那要一點一點往側面移動，但是最多往兩側移動 3 到 4 公分即可（註：可以請運動員把頭稍微抬起來，或請他依序彎屈膝蓋，讓筋膜銜接的地方緊縮，以便觀察）。

前螺旋線的螺旋式分佈

關於骨盆，若我們從右側的腹內斜肌開始觀察，前螺旋線在骨盆的部位轉道，繞到身體的另一側。位於白線（white line）的腹肌腱膜密度較高，與左側的外斜肌做功能性的聯結。這時，前螺旋線已經改道，繞到另外一邊。現在我們繼續觀察左側，可看見腹外斜肌在胸部的前左方與前鋸肌聯結。

最後，前螺旋線離開前胸，然後從身體的後方，與菱形肌匯合。前螺旋線抵達身體背後，從那裡還要再度改道，從後面繞到頸部和頭部的右側。

骨盆與胸部之間的關係

若看到一個人的肋骨往身體另一側的肌筋膜線靠攏，就要按摩前螺旋線，使其伸展。

為了評估肋骨與前螺旋線之間的關係，治療師要把雙手和手指輕輕放在腹筋膜的表面，手掌和手指往對側移動，開始進行恢復姿勢平衡的按摩工作。

搭配主動動作的按摩手法

除了前面章節已經提到的各種益處外，亦有運動員配合的按摩能製造交互抑制反射動作的效果，且這種做法還有其他的優點：治療師能夠騰出一隻手，而這一隻手可以用來增加壓迫效果或幫助固定，也

能同時按摩其他需要治療的部位。這種手法對於按摩後背和胸部特別有用，效果超過任何一種被動式的徒手按摩手法。

▼ 胸部按摩 ❷　運動員側臥，往顱側的方向做肩胛側面的伸展運動，如此，可直接拉開前鋸肌，又可間接拉開腹斜肌，進而增加活動度。

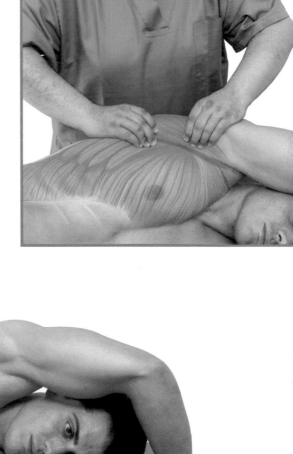

▼ 胸部按摩 ❶　運動員側臥，治療師用一手的前臂按摩他的肋弓，另一手拉住髖部，幫助伸展。這時，運動員要配合按摩速度，手肘往顱側移動。

3

上肢列車第二站：頭部和頸部

手法
◆ 刮線式壓迫法

工具
◆ 手肘
◆ 手掌
◆ 指節
◆ 指腹

活動中的三段脊椎

走路或跑步的時候，三段脊椎從橫面幫助運動。腰椎隨著骨盆往一側旋轉；胸椎、胸部和胸帶在腹斜肌產生壓力，往另一邊進行反向旋轉；但頸椎與頭部並沒有跟著轉動，因此可以保持往前看的姿勢。

雙臂擺動，牽動棘突和頭夾肌，讓菱形肌緊張，使得胸椎上段和頭部，不會跟著腰椎和腰背等部位旋轉，而是往相反的方向轉動。

評估方法

首先，要確認頭部和頸部的旋轉能力。請運動員坐正，左右轉動頭部和頸部。觀察轉往哪一邊的時候會感覺緊，以確認哪一條肌筋膜線比較緊張，動作受阻。右邊的前螺旋線縮短的時候，會阻礙轉向左邊的動作；反之亦然：左邊的前螺旋線縮短的時候，會阻礙轉向右邊的動作。

換言之，治療師檢查運動員的姿態時，若發現頭頸旋往某一側，就表示那一側的前螺旋線縮短了，需要按摩治療以讓其伸展放鬆。

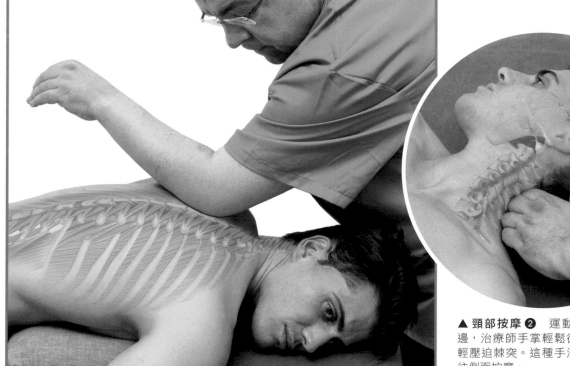

▲ **頸部按摩 ❶** 運動員趴臥，面向一側。治療師趁其呼吸起伏的時候，在上段肋骨輕輕施壓。這時，運動員要略略抬起頭部，稍微與按摩床分開，再轉頭，面向按摩的另一側。治療師從外側移動，一直按摩到肩胛骨的內側。這種按摩可以搭配豎脊肌（脊柱旁肌）的按摩，以協助頸部和頭部的連貫性。

▲ **頸部按摩 ❷** 運動員把頭轉向另一邊，治療師手掌輕鬆微握，使用指節輕輕壓迫棘突。這種手法要從後頸開始，往側面按摩。

特殊的橫面扭轉動作

唯有通過脊柱和胸帶的動作，讓
肌筋膜緊縮，激發前螺旋線，
我們才能因為這種橫面扭轉的動
作，在不動用四肢的情況下，做
出前傾或後倒的動作。由此可見
前螺旋線很重要，若其緊繃我們
就無法順暢扭轉胸帶位置，身體
動作就會變得十分僵硬。

3

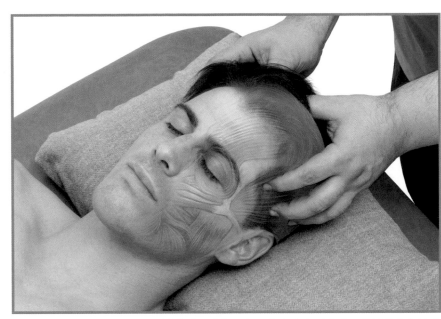

▼ **頭部按摩 ❶**　可以使用跟按摩側線一
樣的手法，來按摩頭部。藉著按摩放鬆
頭部後面和側面所有結構及其敏感點。

▲ **頭部按摩 ❷**　摩擦頭部，在頭皮上面移動，尋找微小的敏感
點。這些敏感點要用舒適的手法輕按，有時也可以輕輕拉扯幾
撮頭髮，或者最後以按摩後背，結束療程。這些按摩手法都是
為了放鬆，提供整體性的舒適感；有些運動員把這種療程稱為
「重啟」（reset）按摩。

▼ **頭部按摩 ❸**　為了幫助頭顱舒壓，手指輕鬆地托住頭顱底部
（枕下部位），然後做一些微小的牽拉動作。按摩時要用雙手
的拇指和手掌托住頭顱。按摩師要藉著觸覺來感覺壓力獲得紓
解，再評估放鬆的程度，觀察呼吸是否變得深沉、緩和。

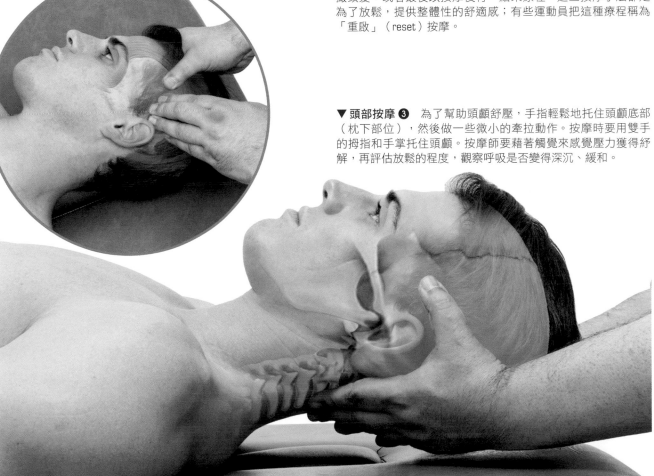

後螺旋線

同一對情侶、同一支舞

　　後螺旋線由各個層面的肌筋膜組織構成，它們像一些紐帶，會穿過並且連接其他肌筋膜線的結構。

　　因此，我們在此一次講解兩條紐帶：一條是右邊的後螺旋線，另一條是左邊的後螺旋線。兩者在橫切面交叉，在身體背後畫出一個「X」（像前螺旋線那樣），使得兩條紐帶在胸腰肌筋膜的部位交集。根據相關收縮或伸展的動作，這兩條肌筋膜線會拉長或縮短。

　　後螺旋線與前螺旋線之間，保有一種自然的互補關係，因為一方縮短的時候，另一方就會拉長。

邁向新的訓練 - 治療方法

　　秉持肌筋膜線的概念，即可理解當我們對肌筋膜線的任何一個結構進行柔軟度的鍛鍊（伸展、活動、按摩等），都可增加其他相關結構的活動度，雖然它們在表面上離得很遠。同理可證，弓步式和半劈腿（Ardha Hanumanasana）的瑜伽姿勢，能大幅伸展臀部和闊筋膜等部位，進而提升身體另一側的手臂活動度。

　　截至目前為止，一般使用的鍛鍊方法都以局部性的方式對待柔軟運動，把肌肉做為鍛鍊單元。但是這種作法要重新設定，以全新的觀點作出調整。

　　為此，以往規定的姿勢，現在都要重新設計，像是扭身和伸展等運動模式，都應重視肌筋膜線的動力鍛鍊，包括重力訓練等。

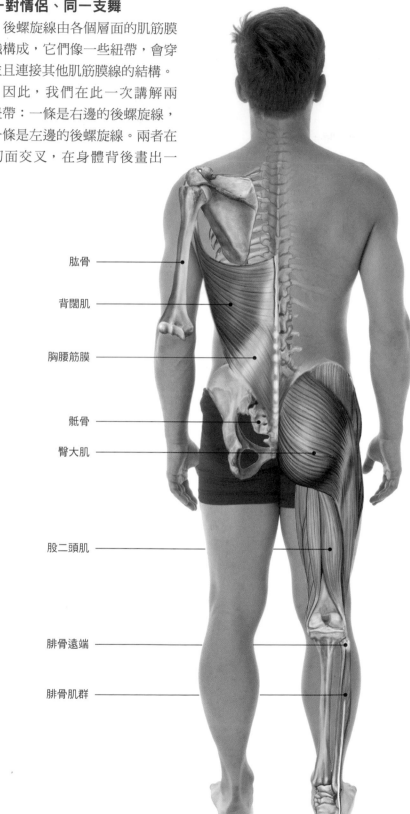

肱骨

背闊肌

胸腰筋膜

骶骨

臀大肌

股二頭肌

腓骨遠端

腓骨肌群

◀ 後螺旋線穿越其他肌筋膜線的結構，並在身體背後交叉成「X」形。交叉的位置是在胸腰筋膜的高度。後螺旋線主要負責做出扭轉的動作。

互相合作,積存彈力

兩條肌筋膜線在身體的正面交叉形成一個「X」,構成前螺旋線;然而在背後交叉的那兩條則構成後螺旋線。如此交叉的模式,把右邊的骨盆帶與左邊的胸帶聯結起來(或左邊的骨盆帶接後邊的胸帶),而正是因為這個聯結,身體

不論是用雙腳站立、或是走路而讓肩膀與髖部左右交替擺動,都能獲得更有效的控制。

螺旋線的特點

肌筋膜經絡在胸帶與骨盆帶往反方向旋轉時,累積能量。這些螺旋動作能產生動力和能量,即成為螺旋線的主要運動特點,不論是前螺旋線還或後螺旋線,都是如此。

負責彎屈的肌筋膜線

兩條前螺旋線的綜效讓身體做出彎屈的動作。同樣的,在背後交叉成「X」的那兩條線也一起伸展身體。後螺旋線和前螺旋線互相合作,一起協助身體,完成維持姿勢的工作。

自然搖擺的平衡
走路的時候,雙手插在口袋裡面或忙著拿好東西,都會妨礙行進律動的傳輸。當這種搖擺的動作受到阻礙或被消除時,關節和軟組織都會一併受到限制。

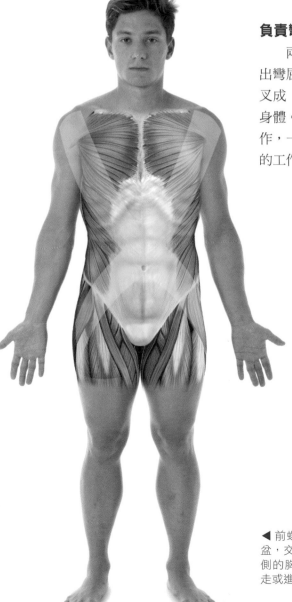

◀ 前螺旋線與後螺旋線分佈在軀幹和骨盆,交叉形成一個「X」,讓骨盆帶與對側的胸帶聯結,一起維持某個姿勢、行走或進行任何一種技術動作。

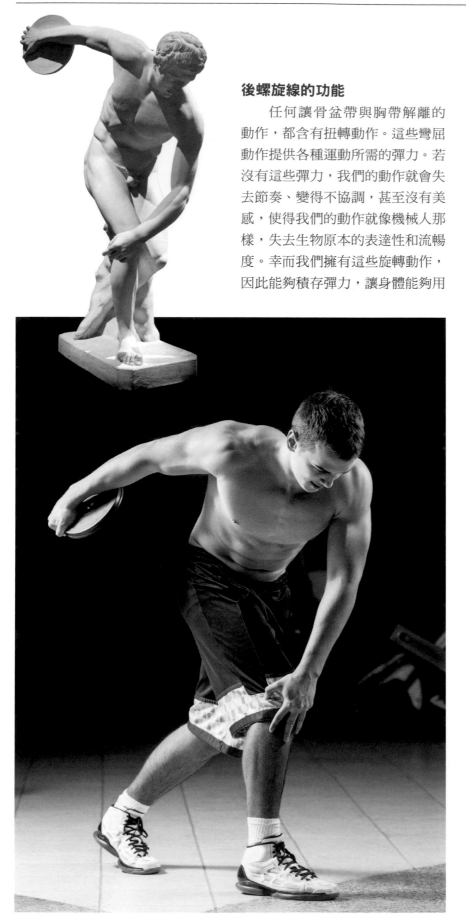

後螺旋線的功能

任何讓骨盆帶與胸帶解離的動作，都含有扭轉動作。這些彎屈動作提供各種運動所需的彈力。若沒有這些彈力，我們的動作就會失去節奏、變得不協調，甚至沒有美感，使得我們的動作就像機械人那樣，失去生物原本的表達性和流暢度。幸而我們擁有這些旋轉動作，因此能夠積存彈力，讓身體能夠用最省力的方式運動。

螺旋線的功能非常明顯，好像是專為扭動骨盆帶和胸帶而設計的結構，讓上肢與下肢產生關聯；不論是前螺旋線還是後螺旋線，它們在姿勢方面都扮演著重要的角色，讓整個身體保持平穩。前線與背線也與姿勢相關，於是這兩種螺旋線也與它們合作，參與維持姿態的工作。身體一側失衡，另外一側會趕快調整，保持平衡；而這要感謝我們的自體感受器和其他的感覺機制，是它們讓我們能夠察覺變化。

負責扭轉的肌筋膜線

當我們感到胸帶與骨盆帶各自往反方向扭轉時，肩膀一般都會順著肌筋膜收合的動作，往對側的那一腳靠攏。換句話說，右側下肢伸展的時候，左側上肢隨之伸展。

當肌筋膜線放開的時候，情況則完全相反。胸帶和骨盆帶做出與收合時相反的動作。這新的一波扭轉動作會讓右側下肢和左側上肢開始進行彎屈。

由此可見，兩條後螺旋線會交替進行展開與收合的動作：當右邊的後螺旋線閉合的時候，左邊的後螺旋線就會展開，反之亦然。

◀ 這兩張圖都在表現骨盆帶和胸帶扭轉、擺動的姿勢確實充滿了張力和動力。這裡顯露肌筋膜脈絡累積的能量促成穩定的旋轉動作，因此能夠使出最大的力量，往正確的方向擲出鐵餅。

3

找出代償作用

壓力累積造成橫面扭轉，迫使身體找出代償辦法，以維持最佳功能。但是這些代償動作讓整個運動系統或他身體系統都緊張起來，所以會令人感到疲勞，進而受傷。為此，盡早發現代償現象非常重要。

我們藉著觀察檢驗、神經肌肉測試和例行檢查等步驟，除了找出運動員身上平衡力異常的地方，也要測出不對稱的部位。

當後螺旋線受到限制，一邊的肩膀會往後旋，變得比較接近另一邊的髖部。觸診能感受到後旋的那

一邊不但肩胛一帶過度緊張，背闊肌也是如此。另外一側的臀部肌筋膜以及骶骨都縮短，往後傾，繃得非常緊。

過多的緊張，就某方面而言，會限制參與肩膀和髖部相關的關節運動。腰椎被另一邊的扭力牽制，也許會出現腰痛，或現其他類似的臨床症狀。

在腰椎、骨盆和胸部一帶使用這些評量技巧時，要記得鬆弛軟組織（韌帶、肌腱膜、肌腱、肌肉等）。有一些肌肉，像是腿後腱、臀部肌肉、骨盆轉肌、腰肌、腰方肌、豎立肌，以及那些位於骨盆附近的強健韌帶，都要顯得穩定。按摩搭配伸展運動和其他的動作，可以讓胸帶和骨盆帶輕鬆旋轉，而不會感到疼痛。

複雜的胸腰筋膜

胸腰筋膜有三層：前層、中層與後層。與它們相關的腹肌有：腰方肌、腹斜肌、腹橫肌、腰肌和背闊肌。這些結構收縮時會給胸腰筋膜帶來壓力，使它滑動。

注意事項

◆ 若不採取預防措施或沒有及時治療，這些症狀會變得越來越麻煩和嚴重，甚至因關節壓力異常導致關節變形、長出骨贅（osteophyte）以及讓肌筋膜組織變硬等問題，因此，找出代償作用的位置積極治療非常重要。

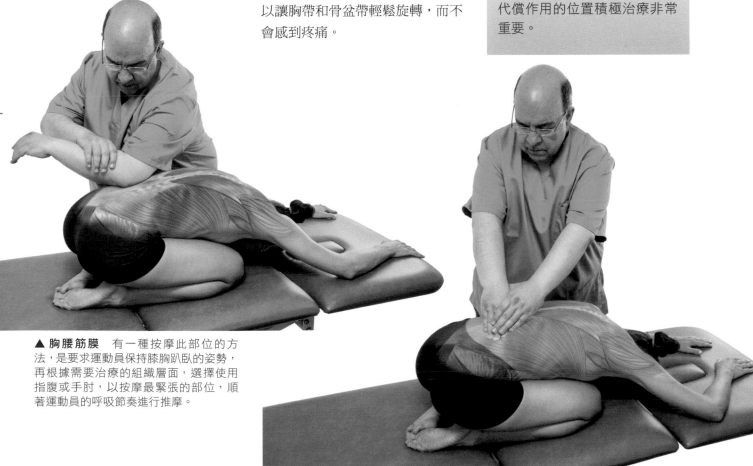

▲ **胸腰筋膜** 有一種按摩此部位的方法，是要求運動員保持膝胸趴臥的姿勢，再根據需要治療的組織層面，選擇使用指腹或手肘，以按摩最緊張的部位，順著運動員的呼吸節奏進行推摩。

下肢列車第一站：腳掌和小腿

3

手法
◆ 壓迫法
◆ 摩擦法
◆ 橫摩法

工具
◆ 手指和指腹
◆ 食指重疊
◆ 指節

精確解剖

　　脛蹠關節（tibiotarsal joint）或踝關節其實指的是好幾個結構組成的部位（脛骨、腓骨和距骨），這個部位連接腳和腿，負責矢狀面的後屈動作和腳底的內屈動作。其中，距骨的滑車面（trochlear astragalus），對於腿和腳之間的肌腱來說，擁有滑輪作用。整個腳部的骨骼裡面，只有距骨上面沒有任何肌肉，但是它幾乎完全被韌帶包覆（Kapandji，2011）。關節僵直的時候，唯有這些韌帶能保證這個滑輪能良好運作。

兩種需求，一種回應

　　腳掌要夠硬挺，才能成為槓桿，讓衝力帶動步伐；而且也要夠堅固，才能承受大部分的體重。然而，腳掌也要適應地心引力，才能面對崎嶇的地面做出調節；除此以外，還要有能力吸收邁步時遭到的衝擊力。

足弓的嚮導

　　脛-腓-距組織獲得膝蓋軸向旋轉的助益而成為三合一的複合式關節。等於是一個有三種動作能力的關節，能幫助足弓導向各個方向，進而適應不平坦的地面。

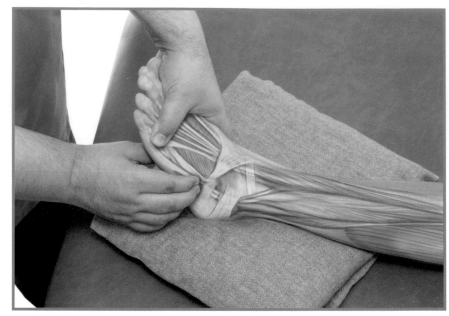

▲ **腳掌按摩 ❶**　　在腓骨短肌嵌入第五蹠骨底部的位置，使用橫摩手法，順著腓骨的肌腱走向按摩。

腳掌內旋
腳掌過度內旋的人，足底角質層會增厚（hyperkeratosis），尤其是腳趾第二和第三蹠骨頭下面，都會因為局部壓力過大，不但與上面組織摩擦，也會與地面摩擦，進而導致增生。

▼ **腳掌按摩 ❷**　　在外踝後面的部位使用橫摩手法，順著腓骨的肌腱走向按摩。

運動不會改變足弓高度
一般認為受過訓練的人其足弓比不運動的人高。其實運動對於足弓的影響不大。足弓或高或低，多半仍與先天因素有關。

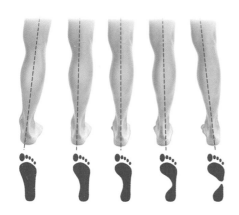

▲赫爾本線（Helbing line）是一條假想線，這條線把腳踝分為對稱的兩半，一般用來測量腳踵的歪斜程度。

互相合作才能踏步前進

長頭肌腱嵌入腳底板，建構足弓的矯正機制。一般來說，脛前肌和腓骨長肌的功用完全相反，但它們互相合作，一起嵌入第一蹠骨，保持第一蹠骨高高聳起的位置，也就是內側足弓的部位。腓骨短肌以同樣的方式嵌入第五蹠骨，建構外側足弓。

腳踝踏步時，跟骨會傾斜，讓腿移動。腓骨肌群縮緊，參與腳部和踝部外翻的動作，因此拉平足弓，完成動作。

運動員的腳踝常常扭傷。這種傷害影響整個腿部功能，進而影響身體平衡。若是舊傷從來沒有用正確的方式進行治療，可能一再復發（relapse）或產生代償作用，影響腳踝附近或更遠的部位，阻礙行走的動作。

評估方法

治療師從後面觀察運動員，評量腳踝與整條腿的角度。要觀察的軸線就叫做「赫爾本線」（阿基里斯腱的軸線）。這條線要經過膝蓋窩（膝蓋後面），穿過腳踵的中央部位。腳踝若是往內傾，就是 X 型腿（valgum），膝蓋有外翻的現象；反之，腳踝外傾就是 O 型腿（varum），表示膝蓋內翻。

另外還有其他的評估方法，像是觀察運動員的足跡，或查看舟骨用力和放鬆的模樣等。這些方法都能幫助治療師評估一個人的腳掌及其整體下肢的運動特質。

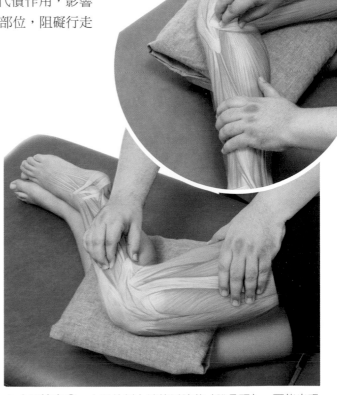

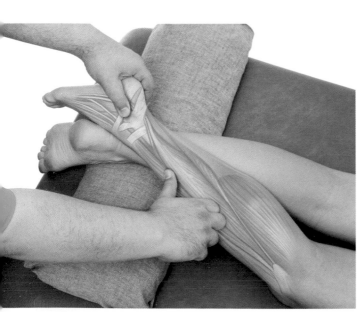

▲ **小腿按摩 ❶** 使用指節、手指或手肘，順著小腿外側間隔（腓骨部位）進行壓迫和摩擦法。持續輕度按摩最緊張的部位。

▲ **小腿按摩 ❷** 小腿外側上端接近膝蓋（腓骨頭），可能出現局部緊張或痙攣。治療師要找出有問題的部位，再用手指持續往橫向進行壓迫，直到組織放鬆為止。

下肢列車第二站：大腿和骨盆

手法
◆ 摩擦法
◆ 壓迫法

工具
◆ 手指
◆ 指節
◆ 手肘

連結部位和移動部位

邁步時，腳跟落地會產生外旋動作。這個動作如果繼續上升，會從外側抵達髖部的伸肌筋膜，也就是所謂的「臀部三角肌」。這一組肌肉裡面，大轉子等於是一種「開關」，能「開啟」髖部，讓它彎曲，才能使腳跟站穩。臀大肌激發整個外側伸肌部位：髂脛束帶、股二頭肌與腓骨兩側的後面。

身體要花很多力氣，避免在腳跟著地的時候跌倒，因為重心其實位於腳的著力點後面。前述肌筋膜

線裡面的許多肌肉和結締組織開始運作，而其中最主要的動作是收縮髖部和股二頭肌的伸肌群。

評估方法

治療師要評估抬起下肢的能力。運動員臉部朝上平躺，雙腳伸直，雙膝彎屈大約 80 度。也可以讓髖部輕微外旋或內旋，以評估腿後肌群的活動限制狀況：在內側間隔評量半膜肌和半腱肌；在外側間隔評量股二頭肌。測試時，一定要比較雙腳，進行不同層級的測驗，以確認整體狀況。

假性疼痛症狀
很多屬於骨骼肌方面的問題，都會因為局部受限而感到疼痛，所以經常發生誤診，例如大腿後面疼痛被誤以為是「閃到腰」的假性症狀。

▼ **大腿 - 骨盆按摩** 我們坐著的時候，用坐骨支撐身體。治療師在按摩坐骨的腿後腱時，不可忘記治療大腿後面；這是一種深層按摩，可以使用橫摩、縱摩或圓摩手法，食指按在中指上面，加重壓力，而有時也可以使用手肘。此外，按摩的時候，運動員要一面伸直膝蓋、繃直組織。

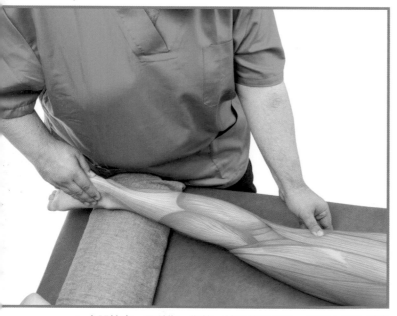

▲ **大腿按摩** 用手指、指節，甚至使用手肘，摩擦大腿外側的後面。我們要評量股二頭肌的肌腹和肌腱，所以請運動員彎屈膝蓋，抗拒治療師用另一手施加的力量。

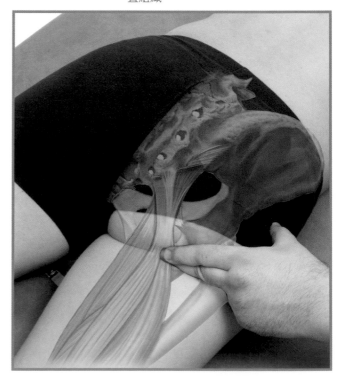

注意事項

◆ 處理臀部和骶骨的部位，都要非常小心、體貼，需要顧及對方會不會感到不舒服。因此，治療師要向運動員解釋清楚，接下來要做什麼樣的按摩，不可以突然就把手放到對方身上。

大腿和骨盆的關係

　　走路時大腿在不同階段讓肌肉，或伸展，或收縮，而髂肌因為前線與背線的正常作用，得以配合那些伸縮動作，往前或往後傾斜。

精確解剖

　　腳跟著地時，股骨被推往後面的斜上角，把髂骨扯向後方（往逆時針的方向旋轉）。

　　以髂骨為基準，踏腳的這一側會傾斜，這樣的動作被稱為「點頭」（nutarion，尾骨升高）。這樣一來，身體另一側的下肢已經做好準備，開始進入離開地面的行進階段。大腿伸展，把股骨的軸心往斜面移動，被推往前上方，拉動同側的髂骨，使得髂骨前傾（順時針方向旋轉）。接著，身體要回到原來的正中位置，因此要進行所謂的「反點頭動作」（counternutation，尾骨朝向地面）。

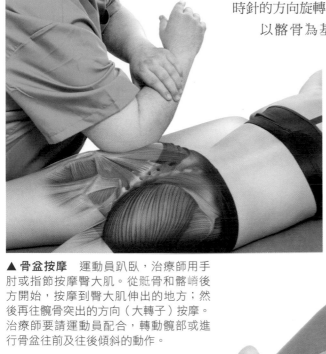

▲ **骨盆按摩**　運動員趴臥，治療師用手肘或指節按摩臀大肌。從骶骨和髂嵴後方開始，按摩到臀大肌伸出的地方；然後再往髖骨突出的方向（大轉子）按摩。治療師要請運動員配合，轉動髖部或進行骨盆往前及往後傾斜的動作。

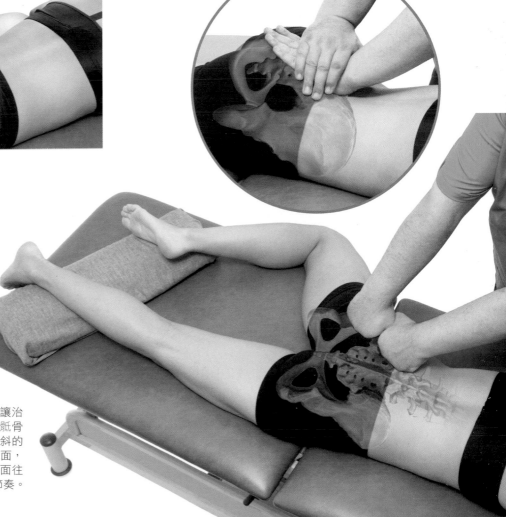

▶ **骨盆-骶骨按摩**　運動員採趴臥的姿勢讓治療師按摩骶骨。治療師用指節或手肘壓迫骶骨側緣，同時請運動員做骨盆往前及往後傾斜的動作。治療師把一手放在運動員的骶骨上面，另一手幫忙增加壓力，手法輕巧，要以斜面往地下的方向推進，同時配合運動員的呼吸節奏。

上肢列車第一站：軀幹

手法
◆ 壓迫法
◆ 刮線式推摩法

工具
◆ 手指和指腹
◆ 指節
◆ 手掌
◆ 手肘

促成聯結關係的模組

　　身體做任何一種旋轉動作，包括一些穩定旋力的動作，都需要擁有平衡的肌肉。讓我們想像自己走路或跑步的姿態，做出分析，會發現手臂和腿，藉著胸帶和骨盆帶，都各自往逆時針方向旋轉。

　　我們來觀察四肢交替搖擺的動作：當右臂往後甩，左邊大腿就往前動，再換邊，一樣是左臂往後、右腿往前。這種輪轉關係讓運動可以繼續，動作協和，讓我們一直往前邁進。然而，要動作協調運作，必須擁有一個大致固定的調適中心。協調指的是腰椎骨盆部位與軀幹下段的互相關係，而這個互相關係要適時掌管旋轉的力量。

提供腰部穩定旋轉
腰部需要大幅旋轉的運動，像高爾夫球、水球、柔道，還有一些使用球拍的運動等，都特別需要穩定的後螺旋線功能。

注意事項

◆ 檢查時，要觀察運動員的步行狀態是否異常，如鵝足、步態不穩，兩腳過於分開；支力的那一邊，髖部特別明顯地表現不穩；而另一邊則嚴重露出「鴨子腳」的走路方式。這可能是因為腰椎骨盆一帶功能不足、臀中肌無力，也可能是股骨頸變形，或髖外翻的問題。以上這些都是治療師在按摩前，必須觀察的重點。

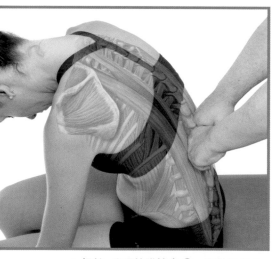

▲ **軀幹-胸腰筋膜按摩 ❶**　運動員坐下，雙臂垂在膝蓋外側，再請他往離心方向用力，把腳推向地面，好像要站起來一般。這時，要用指節慢慢摩擦棘突兩側，往尾側骶骨方向直接按摩豎脊肌，或者在豎立肌和腰方肌之間按摩。

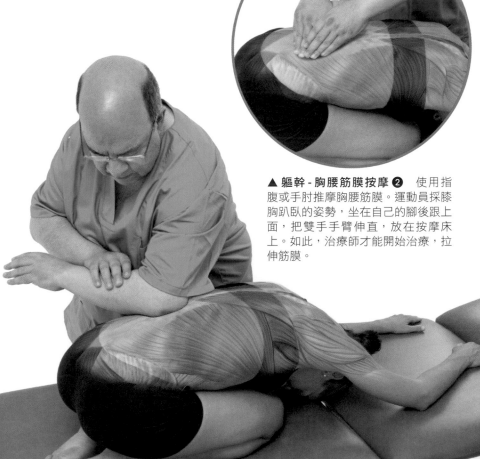

▲ **軀幹-胸腰筋膜按摩 ❷**　使用指腹或手肘推摩胸腰筋膜。運動員採膝胸趴臥的姿勢，坐在自己的腳後跟上面，把雙手手臂伸直，放在按摩床上。如此，治療師才能開始治療，拉伸筋膜。

3

和諧的漫步方式

走路是一件簡單卻又複雜的一件事，無論如何，要讓行走動作功能流暢，身體兩側一定要能聯結合作。若是一邊動作過大，肌筋膜會失去協調性，在不同的部位出現反應。一般都是骶髂關節受到影響，當這個部位做出代償，會藉著收縮穩定整個系統，或者讓胸腰筋膜繃緊，因此顯出超量緊張，儘管身體已經重複使出各種鬆弛張力和消除緊張的行動，仍會無效。

感知運動大整合

在必要的時候，身體總是能夠恢復平衡，連關節也不例外。若是我們已經利用許多療程，不斷地進行各種拉伸運動、按摩手法和關節活動技巧，以增加或維持一定的動作能力，但運動員一直無法整合這些機制，讓運動控制系統發出調整機能障礙的訊息，這時身體會進入無止盡的惡性循環。以後，當運動員面對新的平衡需求時，他的關節、肌肉、筋膜和韌帶都會再次緊張。

治療策略

當身體獲得更大的伸展和運動能力時，若臀大肌、背闊肌和脊椎其他的豎立肌沒有相對的感知運動控制力，那麼身體會不知所措。因此，身體增加運動能力以後，必須訓練動作的控制力，讓骶髂關節學會閉合，穩定脊柱。

注意事項

◆ 按摩背闊肌要注意它跟上肢及胸帶的關係。此外，與它相關的還有胸腰筋膜和對側的臀大肌。不論按摩哪一個部位，都要謹記「整體」的概念，切勿只按摩單一部位。

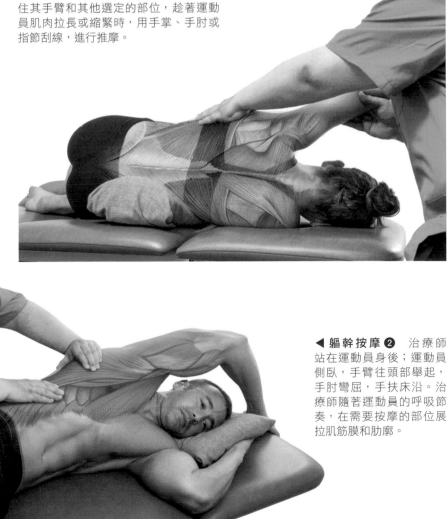

▼ 軀幹按摩 ❶　運動員側臥，治療師鉗住其手臂和其他選定的部位，趁著運動員肌肉拉長或縮緊時，用手掌、手肘或指節刮線，進行推摩。

◀ 軀幹按摩 ❷　治療師站在運動員身後；運動員側臥，手臂往頭部舉起，手肘彎屈，手扶床沿。治療師隨著運動員的呼吸節奏，在需要按摩的部位展拉肌筋膜和肋廓。

整合性解剖

肌筋膜線，可解釋為一種互相聯繫的網絡；這個網絡由肌肉和結締組織組成，而它們之間的關係則建立於體內系統和肌肉結構。身體的整體包括器官和各種生理系統，我們可以藉著解剖、神經、代謝、情緒等方面的各種理論進行解說，讓人更容易理解。

解剖串聯

肌筋膜線的解剖串聯來自關節。骨骼和肌肉共享一張膠原狀的筋膜網。四肢和軀幹的關節互相連貫，使得每一個關節都要依靠其他的關節。因此我們不可能做出一個動作，以及移動某個部位時，是讓它單獨運作，完全不用移動別其他部位，去適應具體狀況。

韌帶、肌腱和骨膜的膠原像「黏膠」一樣，黏住肌筋膜線和關節。肌筋膜群有的交織形成一張網、有的糾成一團，甚至結合成通道等。它們藉著各個關節與其他通往四方的肌筋膜線聯繫。例如，背線和螺旋線從尾骨和股骨伸入骨盆。髖部是它們的交接合作的驛站。為了能夠適當地把力量傳導出去，許多肌筋膜線要互相調適，開啟骨骼與關節表面互相嚙合的傳輸系統（肌腱 - 骨骼 - 韌帶 - 骨骼 - 肌腱）。

◀ 以黃色的圓圈標示關節鏈能夠整合不同的關節：它將踝 - 膝 - 髖關節連成一串。前線（紅線）和背線（藍線）的肌腱因為骨骼、囊膜與韌帶串聯而分享一個空間。身體的整體性，其需要傳達的「神經指令」其實只是一剎那，只為了一個特定的動作。

例如，因為腓腸肌（背線）和股四頭肌（前線）合作，我們才能跳躍。此外，為了能夠保持直立的姿勢，要收縮肌肉，而激發肌肉收縮總要成雙運作（比目魚肌 - 脛前肌和四頭肌 - 腿後腱）。

肌筋膜線（整合）

神經整合（肌肉在觸發肌筋膜「網」的那刻組織起來）

骨盆和膝蓋的穩定性（共同收縮）

三重伸展（跳）

幾個不同的關節經過串聯，整合成一組關節鏈：踝 - 膝 - 髖

組成姿勢

腳踝的穩定性

關節鏈整合（骨骼和關節表面互相嚙合串聯）

動作的能量傳輸

　　身上的支力點所產生的壓力，會影響整個肌筋膜系統。那股壓力經過肌筋膜線傳導，前往身體各個部位，參與各種動作。為了壓力（也是一種動力）的傳輸效率，參與相關動作的關節必要保持穩定，動作來自移動的肌肉和筋膜。如此可見，全身上下結成一張三維壓力網，網內的肌肉讓身體能夠做出動作。肌肉形成一種「力波」，經過壓力網的刺激和組建，能製造和傳輸動作。我們可以說這是一群鏈在一起的聯結鏈。

關節是個匯合區

　　關節是肌筋膜線互相交集的匯合點肌肉與骨突銜接處就是活動力和穩定力的「交流站」。例如，當我們跳起時，力量從比目魚肌升起，傳往膝蓋；一方面從前面抵達四頭肌，另一方面從後面抵達腿後腱。這些組織嵌入膝蓋，讓前線與背線互相合作，在髖、膝、踝三個部位，產生三重伸展／穩定的作用。如此可見，我們要整合許多肌筋膜線，才能做出一個動作。

　　關節的定位點能集中或分散來自某部位的力量，不但把力量傳到運動器官，也傳往整個身體。

▼ 肌筋膜線互補作用的展現：一邊是推進線（左），而另一邊是牽引線（右）。

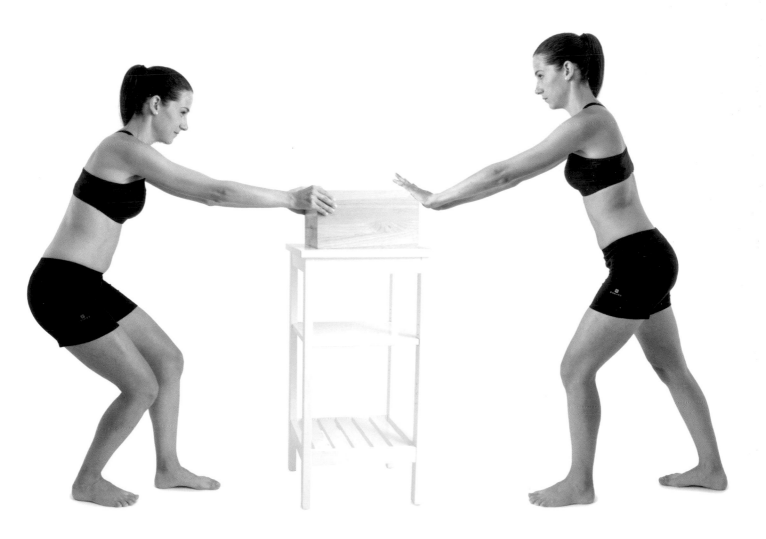

神經、代謝與情緒整合

神經整合

神經與肌肉連接的組合讓肌筋膜線能進行更細膩的收縮動作，而且可以互相調節、合作，精準地完成一個動作所需的收縮程序。神經系統可以同時調合兩條肌筋膜線，甚至可以同時調整更多線，讓肌肉配合整體，做出不同強度的收縮動作，按程序做出準確的主動動作。這個「程序」就像一個資訊「軟體」，有助於動作的學習與運用。

神經系統能帶來各種性質和強度的「收縮波」；還能激發同一條肌筋膜線或它的拮抗線裡面的肌肉，甚至影響另外的肌筋膜線以及與它相對的那一線。一組關節裡面有一個或多個骨節，神經系統按

各種不同的收縮模式（等角、同心、離心）活動或穩定它們。「解剖實體」是一個籠統的概念，其實身體非常複雜，而它的指揮中樞就是神經系統。

代謝整合

系統需要營養，以取得運作所需的原料和能源（消化系統）。不管是運動或休息，我們需要的能量都來自有氧代謝，因此我們必須取得適量氧氣（呼吸系統）。此外，我們身上還有動脈、靜脈和微血管組成的網絡，它們把血液從心臟輸往身體的各個角落。所有的能量基質都要藉著血液流進肌肉纖維。另外，肌肉纖維也會藉此管道「驅

逐」廢物：二氧化碳、乳酸、尿酸、蛋白質碎塊等。因此這是一個必要的排洩機制。靜脈和淋巴系統負責收集這些物質，然後把它們帶到肺部、腎臟和肝臟的部位，或被回收、或被排除。

最後，肌肉會產生和接受各種荷爾蒙（內分泌系統），包括其他能夠整合各種功能的調節物質（恆定性）。這些物質也能根據整個身體的狀況來調整肌肉的運作。肌肉激素是一種由肌肉本身分泌的荷爾蒙，它幫助調整代謝，尤其是能量代謝，因此能保證燃料補給。類固醇、生長激素、體介素和身體的成長因子不但讓肌肉長大，還要讓它們變得有用，以服務整個身體。

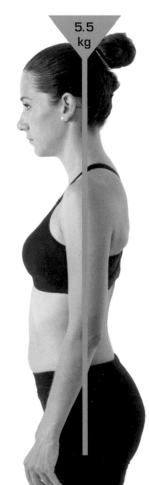
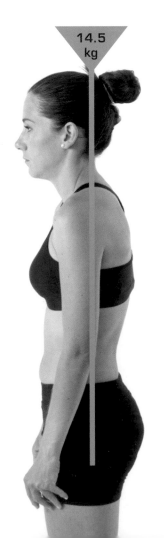
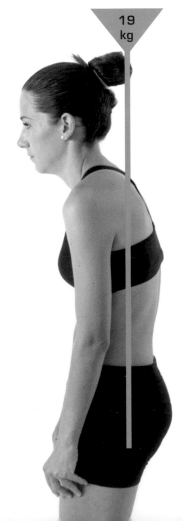

▶ 肌筋膜之間失去平衡時，身體會變形，連帶體內功能也會跟著改變。

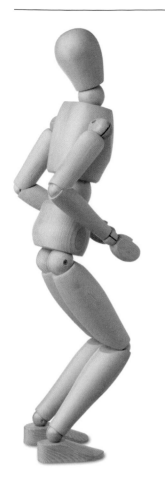
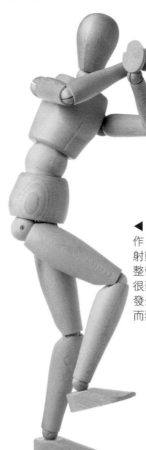

◀ 人類有兩種原始反應動作：防禦反射動作和驚嚇反射動作（reflex）；前者分為整體性或局部性，主要對付很難適應的刺激目標；後者發生在突然面對一個刺激，而猛然做出的動作。

複雜的肌肉運動

動作，不只是某些串在一起的肌肉收縮幾下而已，而是一個整體的連鎖反應，其根據某些特定的環境和情緒所做出的行為。

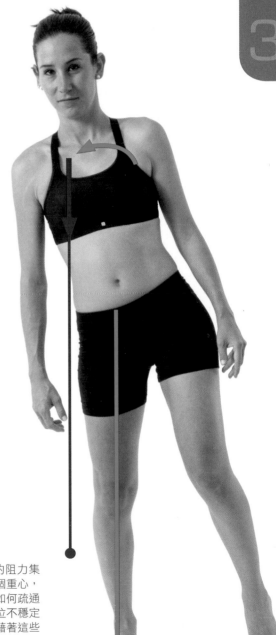

呼吸與橫膈膜

關於徒手治療的系統觀點，特別強調呼吸系統，主要指的肌肉和橫膈膜，還有橫膈膜與筋膜的關係。當我們按摩胸腔，須知呼吸動作與身心狀況息息相關。世上沒有其他動物像人類一樣，有能力在各種不同的環境中進行多元的運動。

情緒整合

所有的反應動作都以維持生理整體性為目標。因此，我們可以把動作分為原始需要的反應和受控的反應。原始反應的目的是防禦：遠離危險和痛楚。一般來說，身體要離開傷害源，而採取保護姿勢，也就是捲縮，或稱「胎兒姿勢」。這時，心率和血壓都會上升，全身的交感神經都進行調整，做出我們稱

做「害怕」或「悲傷」的反應。

除此以外，受控動作的目的是探察，或者與尋找有關，譬如找食物、找伴侶或尋找社交關係。受控的大多是拓展動作，要伸展身體（背線），尋找快感，也關係到情緒，如快樂和情感方面的感覺。

總的來說，按 Jean Le Boulch 的論點：「行為的終極目標是在身體與環境之間（恆定論）維持一定的平衡（穩定度）」（1992）。

▶ 當地心引力往下拖的力量與地面提供的阻力集成一線，便會與我們的身體動作結合成一個重心，我們可以觀察彈性組織（肌肉和筋膜），如何疏通它們裡面的能量。我們要充分利用直立體位不穩定的重心以及那些結實、平滑的關節表面，藉著這些條件進行兩個相對方向的運動。

運動按摩的程序

本章將介紹如何進行一般性的運動按摩步驟，以選手的健康為重，盡可能用上各種不同的姿勢體位，包括腹部的治療方法。

按摩程序

程序裡面包括一整套動作技術，而且都是單一療程裡面需要用到的動作。事實上，幾乎每一位治療師都有自己的程序、自己的觀點以及自己的工作步驟。以上這些都是個人的實際經驗的累積，由此建立個人的治療方式。

每一個需求都有一個步驟

一位專業治療師會根據患者的需求調整他的工作方式。新手反而緊抓著「模式」不放，需要這些規定為他提供安全感，但這也會限制診療的選擇性和效率，因為我們不可以使用同一套程序，同一種方法，來治療一個全身僵硬和另一個局部韌帶過鬆的人，也不可以把治療水球選手的方法用在鐵人三項身上。那麼我們該如何安排治療步驟呢？最有效的方法就是把各種不同的方案步驟寫下來，平日多練習，遇到實際案例時便知道如何靈活運用。

不同體位的按摩步驟

平躺按摩的程序（一）

我們可以使用健康問卷（可參考 P.48 ～ 49）收集患者的運動資料，進而確認其特別緊張的部位。例如，自行車選手需要特別處理的部位是小腿、大腿、腰肌和臀肌，以及頸部的伸肌；前臂和手腕等，也要特別注意。檢查的時候，治療師能直接決定哪些部位要多花一些時間，以及要採用哪些治療策略等。

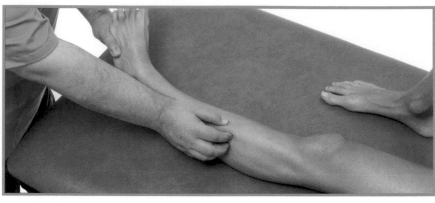

▲ **小腿外側間隔按摩**　跳躍或轉身時，這些組織會因為突然受到持續性的牽扯而緊張。在此使用手指揉按，搭配拇指揉按的按摩手法，幫助其放鬆。

怎麼開始按摩？

首先要告訴運動員，我們準備幫他治療的部位。一般要多花一點時間在最先開始治療的部位，優先處理需要更深入的地方。

療程的前幾個步驟結合評估與治療，多用幾次表層揉按手法；接著，再進入第二環節，處理已經確認的部位，集中按摩那些比較緊張、不適或痛楚的位置。

一般按摩手法

一般性的按摩程序，包括使用一些基本手法。治療師一開始可以使用壓迫法或輕撫法；接著，再用揉按法，一面搭配摩擦法、提拿滾動法和指壓揉按法，讓治療部位放鬆，進而鬆動最需要活動力的關節；最後，根據運動員的狀況，可以再重新使用輕撫法或壓迫法，結束療程。治療師要妥善按照這些步驟，調配治療時間，以確實按摩到每一個部位，維持一定的效率，同時關注患者。

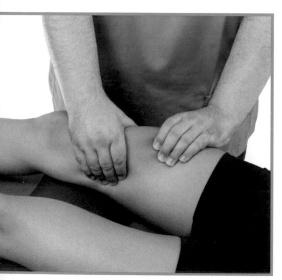

▲ **大腿按摩**　先輕撫大腿，做好準備，再從遠側往近側的方向按摩整條腿。剛開始時，要按摩感到緊繃的表層部位，再使用揉按法，以增加血液灌流，進而調整過多的緊張。

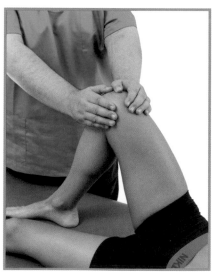

▲ **膝蓋按摩**　拇指在膝蓋上摩擦，再仔細揉按，幫助此部位肌腱韌帶調整和鬆弛過多的緊張。

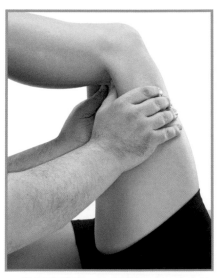

▲ **膝蓋窩按摩**　趁著運動員平躺的姿勢，治療師可同時治療膝蓋後面。運動員把腳踏在治療師的肩膀上，因此治療師可以騰出雙手，開始按摩膝蓋窩。

4

我們根據運動員的健康狀況，來確定療程時間的長短，此外，也要考量治療的深度和患部的面積；當然，有時治療時間會有其他意外限制，為了能夠得到滿意的效果，一般整體性的按摩，至少會用到 35 到 45 分鐘，最多到 60 分鐘。

劇烈運動後的檢控與調整

劇烈運動結束後的按摩，往往會犯一個錯誤，就是以為我們可以在一個療程內，消除所有超量的緊張。有一些治療師會集中精神，一直按摩緊張的部位，但是這樣只會造成更多的不適與痛楚，適得其反，讓組織縮得更緊，甚至連其他原本沒有緊繃的部位，都會受到波及。按摩治療的目的，是恢復肌筋膜的張力，為此，我們需要一定時間的療程，才能消除長久以來累積過多的壓力。

比賽後的按摩手法

經過一段激烈的比賽後，治療師最常使用的按摩手法就是壓迫法。選手幾個小時以前還在比賽，現在卻躺在按摩床上，身上組織的熱度未消，所有的努力正化為痛楚。而壓迫法能消除過多的緊張且不會產生摩擦，因此不會在按摩的部位增加熱能。

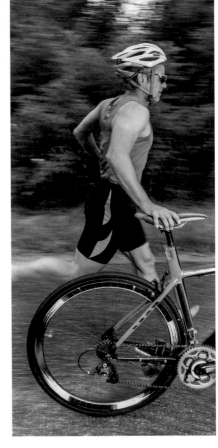

▶ 鐵人三項（游泳、自行車和跑步）運動選手進入最後兩項比賽時，身體已經開始感到疲勞。因此，這時要藉著物理治療或整骨治療（osteopathy）來控制狀況，且還需要多次進行整體性的按摩，以較長的療程在壓力最集中的組織，進行深層按摩。

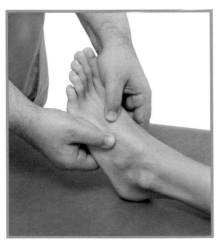

▲ 腳背按摩　腳背經常因為用力過度而緊繃。緩慢的輕撫手法讓靜脈回流，幫助鬆弛，進而刺激血液流通。

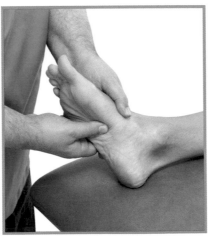

▲ 腳掌按摩　大家都喜歡腳部按摩，因為運動時，腳經常被扭轉、被撞擊。細心使用揉按法能幫助雙腳和腳底筋膜消除壓力，恢復正常。

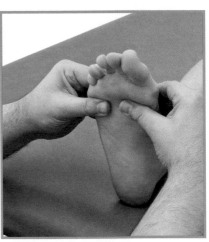

▲ 蹠骨和腳底板按摩　運動員臉部朝上平躺時，也可進行腳底按摩。這個姿勢也適合進行輕微的關節活動手法。

註：一旦按摩部位都已滲透，要開始按摩下肢時，請記得從離心臟最遠的地方，往接近心臟的方向按摩；下肢完成後，才可以按摩腹部。

腹部按摩的程序

運動按摩中，經常被忽略的就是腹部按摩。事實上，按摩腹部有諸多益處，應該被涵蓋在一般療程內，連調整性的運動療程也應該安排腹部按摩

功效

腹部按摩能幫助循環和放鬆，同時有益於治療小骨盆內的器官，甚至能在術後恢復期，處理內外組織粘黏的問題。此外，治療腰部不適和腰痛的效果也非常好，更可以藉著機械性刺激促進腸道蠕動，清空大腸，幫助排便。

治療前

預先通知所要按摩的部位。進食後，至少要等兩個小時以後才可按摩腹部，且運動員最好在療程開始以前，先去廁所清空膀胱。治療師要摩擦雙手，待手掌熱了後才能觸摸運動員的腹部。腹部應該摸起來柔軟，按得下去；若是緊繃腫脹，即表示有病變，必須請運動員轉診，尋求專科醫生。

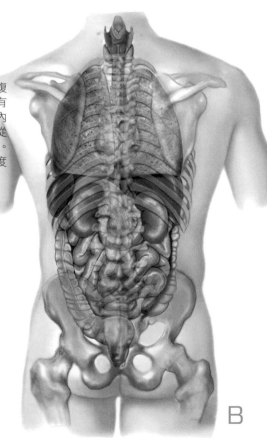

◀ **體位**　運動員臉部朝上平躺，胸部略抬高，雙腿彎屈，雙臂放在身體兩側，手臂不可伸直、高舉過頭。治療師要站在床的一側，也就是運動員的左側，以順時針的方向按摩。

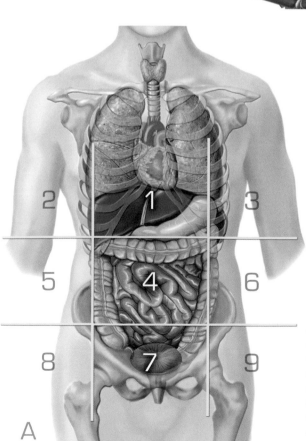

◀ **剖析腹部九宮格**　腹部的面積很大，裡面有很多器官。為了方便內臟定位，我們把腹腔從前面（圖A）分為九格。圖B則是從背後的角度觀察內臟之間的關係。

九宮格分佈如下：
❶ 上腹部
❷ 右季肋部
❸ 左季肋部
❹ 中腹部
❺ 右腰部
❻ 左腰部
❼ 下腹部
❽ 右髂部
❾ 左髂部

4

腹部按摩可消除便祕

運動員平常壓力太大，容易導致便祕，為此，持續在腹部按摩也能解決排便問題。若是在按摩腹部前，先按摩腿部、臀部和髖部，並且做一些關節活動，效果會更好。腹部按摩在運動按摩中經常被忽略，因為腹部鮮少有嚴重的受傷。事實上，腹部按摩能提升新陳代謝，間接提升運動表現，亦是相當重要的按摩。

相關禁忌

由於按摩能促進血液循環，若是女性運動員要避免在經期開始的第一天和第二天按摩腹部和下肢。月經若是量多且腹部疼痛時，就連經期快要來前的那兩天，也都不可以按摩這些部位。

除此以外，剛懷孕的三個月內也不可以按摩腹部、腰椎下段和骶骨的部位。若真的需要按摩，務必事先經過醫生診斷。

開始以前

運動員要躺在接近床沿的位置，治療師要站在他的左側。

治療師要配合運動員呼吸的節奏與規律，輕柔地接觸腹部。為了順利按摩，要用雙手在腹部順著時針方向畫圓圈，輕輕摩擦，動作沉穩，且有節奏。

為了讓腹部更放鬆，要預先按摩腰椎和髖部兩側。最好使用一些精油或乳霜，注意用量適中，要能夠順利推動，但不會滑手。

▼ **幫助排便的腹部按摩**

治療師站在按摩床的一側，也就是運動員的左側。這個按摩環節可分為三個段落（A、B、C），要從左邊開始按摩。第一段落主要按摩髂部、腰部和左季肋的部位（A），也就是按摩整個降結腸。

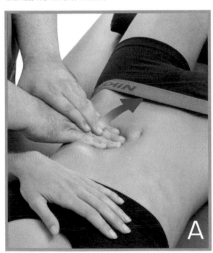

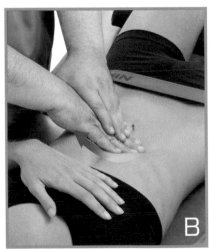

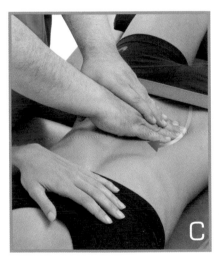

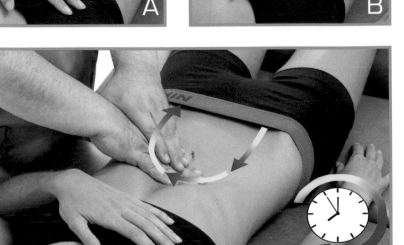

我們從左邊開始按摩到右邊，也就是從左季肋按到右季肋，按摩整個橫結腸（B）。

接著，還要按摩大腸（C），從腹部的右角往迴腸瓣按摩，也就是從上往下按摩升結腸。

完成整個過程後，要從相反的方向再重複按摩，往順時針的方向依序反覆按摩（D）：升結腸、橫結腸和降結腸。

平躺按摩的程序（二）

針 對整體性的按摩，治療師使用的各種手法要統一且維持一定的節奏，讓運動員在療程中徹放鬆，更容易進行按摩，使得效益加倍。

的部位。治療師先從左邊的三角肌前面開始按摩第一個環節，再按摩整條手臂，從手指到肩膀，也就是從遠側往近側按摩。最後換邊，進行相同的步驟。

或向右）和趴臥；此外也能坐著接受按摩。例如，按摩肱二頭肌和側三角肌時，可以使用趴臥或者側臥的姿勢，甚至坐姿亦可。

保持程序的節奏

按摩腹部後，一般可以開始使用輕撫手法，按摩上肢，幫助靜脈回流。主要為了先處理更需要滲透

換位置

整體性的按摩一般都需要請運動員配合治療步驟，更換不同的姿勢：平躺（面向上）、側臥（向左

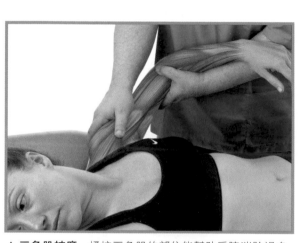

▲ **三角肌按摩** 揉按三角肌的部位能幫助肩膀消除過多的緊張，同時也是按摩胸肌的預備動作。

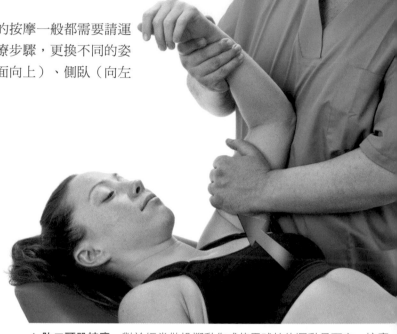

▲ **肱二頭肌按摩** 對於經常做投擲動作或使用球拍的運動員而言，按摩二頭肌很重要，尤其是肩膀受壓嚴重的人，藉著二頭肌與手肘的耦合關係（couple relationship），前者放鬆的時候、後者也可獲得鬆弛。

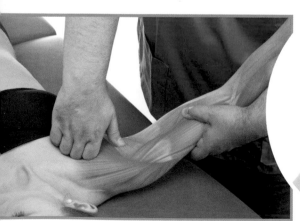

▲ **胸肌按摩** 一般很少被仔細按摩的胸肌，其實與肩膀和胸帶的關係密切，因此胸肌按摩也非常重要。

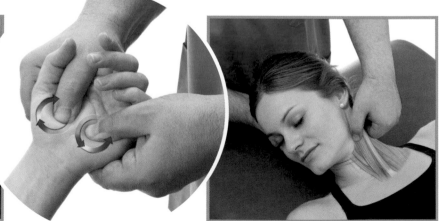

▲ **手掌按摩** 以柔和方式輕撫和揉按手掌，能幫助手部排毒。當治療師做完整個上肢滲透後，就要從遠側開始往近側按摩。

▲ **頸部按摩** 遇到頸椎過度緊張，或有脖子痠痛、頭痛和落枕的問題時，都很適合按摩頸部。要在整個頸部持續按摩，主要按摩肌肉嵌入顱骨附近的部位。

趴臥按摩的程序（一）

接下來的療程，運動員要趴臥，讓治療師繼續往身體的另一端按摩，包括腳、腿和髖部。

一般手法與特殊手法

傳統按摩，包括運動按摩，都會使用各種治療技巧，而這些技巧一方面包括我們所謂的「一般手法」，像是撫摸、摩擦和揉按；而另一方面則有所謂的「特殊手法」，也就是壓迫、提拿滾動、橫摩手法等。

一面評估，一面治療

整體按摩療程中，一般都會使用一種主要手法，做為「橋樑」，根據按摩程序與其他按摩手法連貫，以維持療程的一致性。指壓揉按就是可勝任的主要手法，因為它能幫助我們一面治療、一面評估身體組織的狀況。一種特殊手法或比較「硬」的手法使用完畢後，治療師要用柔和的揉按法來放鬆治療部位，以提供運動員放鬆的舒適感，愉快的結束療程。

靈活搭配各種手法

運動按摩的一般步驟，包括使用不同的手法來按摩深層組織，再搭配傳統手法、關節活動技巧以及伸展運動。治療師要靈活使用各種不同手法技巧，讓它們互相補足。

4

▼ **腓腸肌按摩**　揉按腓腸肌能激發全身的血液循環，讓激烈運動後的運動員能徹底放鬆身體。

◀ **阿基里斯腱按摩** 在肌腱上面使用摩擦法。整個肌腱兩側和踵骨部位都要摩擦才會有效果。

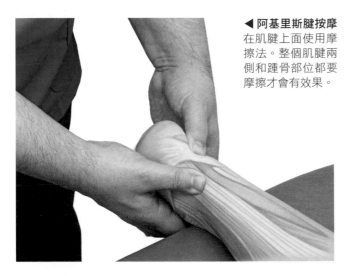

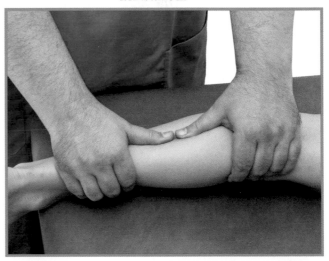

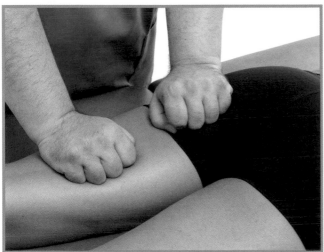

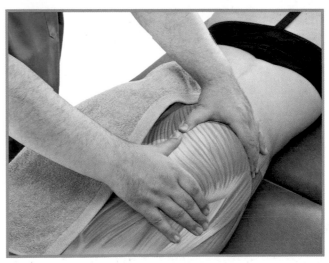

▲ **臀肌和腿後腱按摩**　訓練後，在臀部和腿後腱部位用雙手交替的壓迫法來解除壓力，同時藉著幫浦法來促進血液循環。

▲ **臀肌按摩**　在臀肌部位仔細施展間斷式的揉按法，除了能讓腰椎部位放鬆，亦可鬆弛腿後腱嵌入骨骼的部位。

趴臥按摩的程序（二）

某些體育運動本身就具有危險性，容易損傷背部，尤其是那些要重複一些令人非常疼痛的動作，如蝶式游泳姿勢或某些體操動作。此外，還有一些以扭身動作為主的運動也具有危險因子，像是籃球、排球、足球及拳擊，連高爾夫和網球等使用器具的運動，也有一定程度的危險。

背痛的原因

背部疼痛的可能原因有：壓力積累、肌筋膜組織承受過多的壓力、重複性微創、肌肉拉傷（主要是拉傷腰椎部位）、椎間問題，後者包括一些比較嚴重的病變，像是椎間盤突出、脫出或者關節炎。

背痛的因素

有一些體育運動會集中活動身體的一側，像是球拍類的運動，會把脊柱的壓力集中在慣用側，因此產生痛楚。

另外，很久（多年）沒有運動的人，要重新開始運動，也會出現問題，因為肌肉已經失去張力。為了預防運動傷害，除了經常按摩，還要進行調整身體對稱性和穩定性的運動，因為各種不對稱、不穩定的現象也都來自體育運動本身。

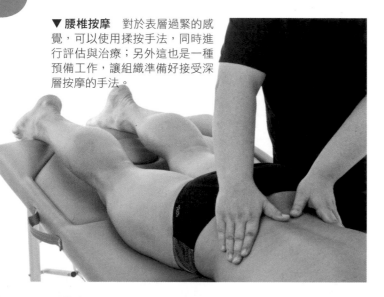

▼ **腰椎按摩** 對於表層過緊的感覺，可以使用揉按手法，同時進行評估與治療；另外這也是一種預備工作，讓組織準備好接受深層按摩的手法。

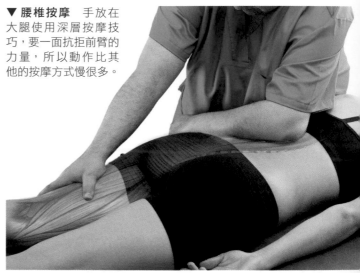

▼ **腰椎按摩** 手放在大腿使用深層按摩技巧，要一面抗拒前臂的力量，所以動作比其他的按摩方式慢很多。

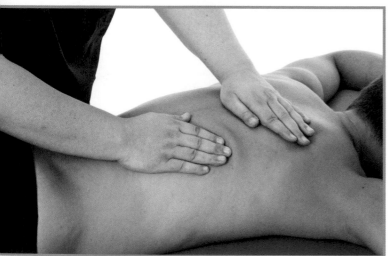

▲ **胸椎按摩** 用雙手摩擦生熱，使得按摩部位變得暖和，幫助組織移動。

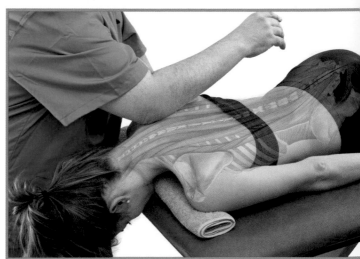

▲ **胸椎按摩** 運動員的頭部自然下垂，治療師再用手肘慢慢一道一道地推壓，一面詢問運動員對於壓迫力的感覺如何，因為這種按摩手法介入的層面很深。

4

頭頸部位

　　另一個很容易出現問題的部位是頸部。例如，打高爾夫球的人，頸部經常累積壓力而感到疼痛，但是很少會真的受傷。自行車運動也是如此，選手比賽的時候脊柱要採取彎屈的姿勢，才能把視線保持在前面，因此必須伸長頸椎，導致頸部、背部中段以及兩個肩胛骨中間的部位緊張過度，產生痙攣。

　　為此，在這個部位持續使用運動按摩能紓緩過多的壓力，就能夠預防壓力集中和痙攣。

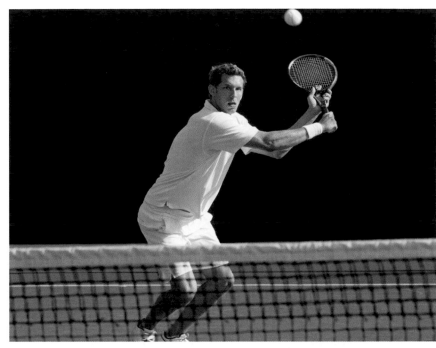

▲ 網球訓練的反手拍擊動作要使用兩隻手，這樣的動作讓軀幹劇烈旋轉，使得脊柱過度伸展，而影響椎間盤。

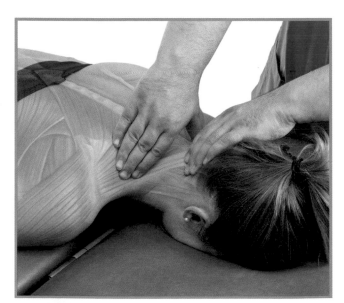

▲ **頸椎按摩**　我們要用雙手揉按頸部的時候，最好讓運動員把臉放在呼吸洞，這樣的姿勢更能配合按摩，露出整個頸子後面和頸椎部位。

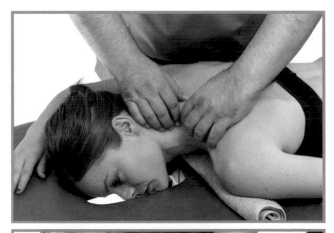

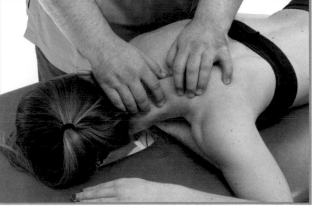

▶ **頸椎按摩**　趴臥的姿勢適合這種按摩手法。根據需要使用揉按手法治療患部，頭頸要轉向一側。

側臥按摩的程序

有的時候運動員沒有改變姿勢，只因為治療師怕打擾患者；但這是錯誤的，因為更換體位利大於弊，可讓治療師更容易接觸其他單一體位無法接觸到的部位。

側臥與地心引力

側臥的體位除了能讓治療師接觸到躺著無法摸到的位置，還能讓其借用地心引力治療身體不同的部位，如使用伸展或活動的技巧等。側臥是個很棒的治療姿勢，可以治療腰方肌或胸腰筋膜等多部位。

此外，也有利於治療急劇腰痛，讓腰部放鬆；更是按摩孕婦最常用到的體位。

▼ **頸椎-斜方肌按摩** 姿勢肌嵌入顱骨，側臥有便於仔細治療姿勢肌，同時露出斜方肌和頸椎部位，使得按摩更便利。

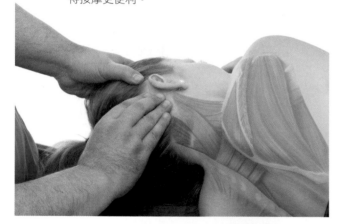

▼ **髂脛束按摩** 賽跑選手的膝蓋往往感覺疼痛，因為他們的髂脛束積累了過多的壓力。選手側臥的姿勢讓我們更容易接觸這一條纖維質的紐帶，沿著它的生長走向按摩。

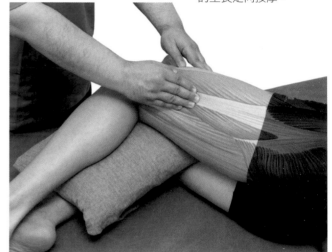

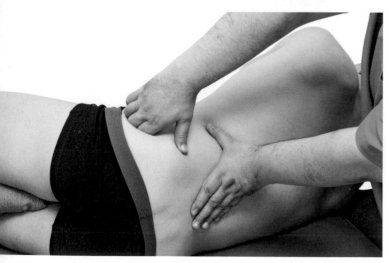

▲ **臀部按摩** 運動員側臥的姿勢會把需要按摩的臀部整個露出，並且讓治療師能夠處理髂嵴與胸腰筋膜的聯結部位。

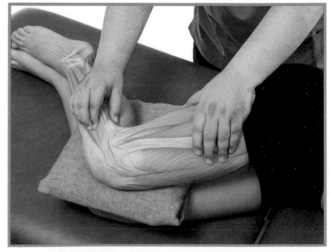

▲ **小腿外側間隔按摩** 脛骨粗隆位於前脛外側的遠端，那裡也有結節和腓骨小頭。側臥的姿勢便於按摩這些部位，在需要的時候還能處理鵝足部位。

坐姿按摩的程序

坐姿按摩要使用特製的按摩椅，或也可使用一張會客椅，讓運動員面向椅背正坐，把頭靠在椅背的邊緣，頭下面墊一個枕頭。

坐著接受豎脊肌按摩

運動員完成整個療程以後，要站起來，在診療室走一走，再坐下來。治療師要花幾分鐘的時間幫其按摩豎脊肌，或者輕輕揉按斜方肌，再結束療程。

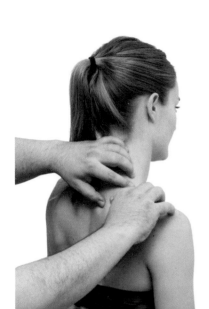

◀ **指壓揉按法** 運動員在按摩床上躺久了，身上也會殘留一些不適感，因此我們在結束療程的時候最好還是「再補一手」，輕輕在斜方肌和頸椎的部位多按摩幾下。

▶ **用尺側拍擊斜方肌** 療程結束後，若運動員顯得昏昏欲睡，治療師可以視需要使用一些拍擊手法，使其提起精神。

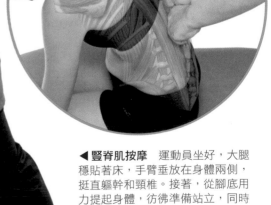

◀ **豎脊肌按摩** 運動員坐好，大腿穩貼著床，手臂垂放在身體兩側，挺直軀幹和頸椎。接著，從腳底用力提起身體，彷彿準備站立，同時髖部後轉，讓治療師順勢使用推摩手法，進行按摩。

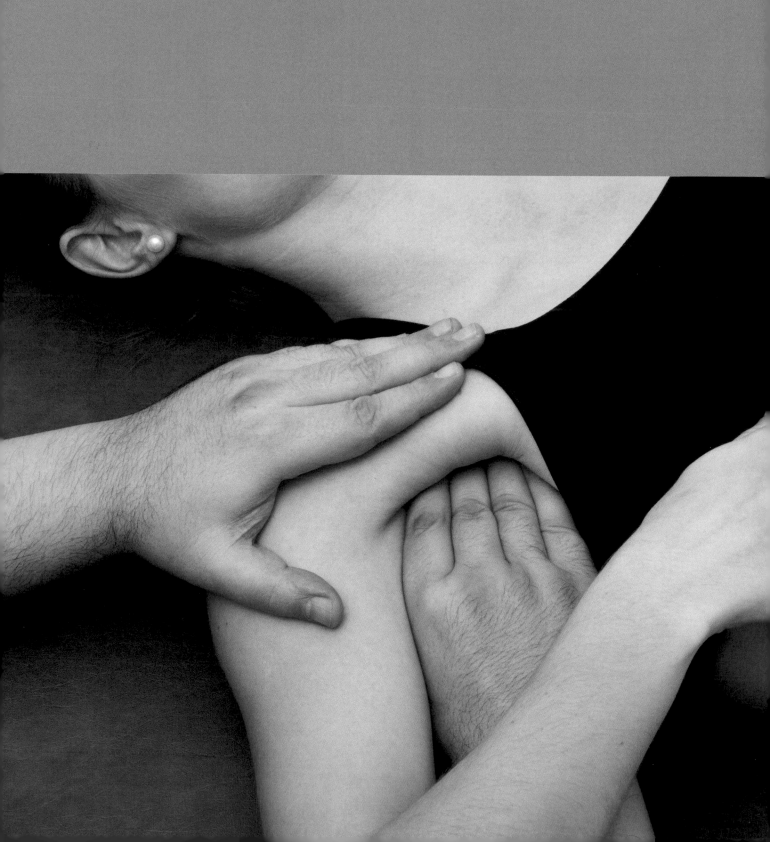

運動傷害與按摩

5

　　競技運動，往往會造成一些意外傷害，為此，本章要介紹最常見的運動傷害及其按摩治療法。首先，根據傷害的機制，可分成外傷性或內傷性（筋膜緊張），而依照運動模式則分為動力式傷害或操作式傷害。

　　按摩之於運動傷害有兩種功能：第一種是預防功能，第二種是恢復／治療已經受到傷害的身體。我們若將按摩廣泛理解為徒手治療技巧，那麼對於運動傷害，其就擁有極大的作業空間，尤其是對於身體過度受壓的問題。

　　有一些徒手按摩以放鬆肌筋膜為治療手法，幫助結締組織復原與組建，例如：橫摩法能激活韌帶、肌肉和肌腱的重組機制；抑制神經肌肉的綜合技巧最適合處理激痛點的問題；而重定位技巧能幫助功能受損的關節，讓它們歸位。

運動傷害的成因

基本上，導致運動傷害的原因有兩種：外制傷害和內部過度緊張的傷害。外傷來自直接或間接的猛烈碰撞：當身體受到撞擊，而力量超過組織彈性所能承受的限度，組織就會受傷。

內傷指的是局部過度緊張，或是重複受到微小傷害，而造成組織功能不穩定的問題。換句話說，就是組織的抗力和其中累積的張力，因為多次重複受創而失去穩定；肌腱炎、組織纖維化和關節炎都是這種傷害的例子。

急性傷害

外力直接或間接造成的傷害有：骨折、韌帶或肌腱斷裂以及關節脫位等，其中還包括纖維斷裂（肌肉內部裂傷）和挫傷。

這些都是嚴重的傷害，是「急症」，要在第一時間接受治療。至於按摩，則是在治療後的恢復過程中，扮演非常重要角色，且對於後遺症也有很好的預防效果，例如能預防疤痕、姿勢不正、組織僵硬、纖維化等問題。

長期緊繃的傷害：慢性炎症

身體在運動訓練過程中，會一再遭到撞擊產生「生物質疲乏」。飲食不均、年齡、毒素或機械性壓力等，都是導致細胞環境變異的因素；一旦細胞環境失去平衡，就會使得一個微不足道的炎症長年不癒，進而轉為慢性病。這種類型的傷害，一般發生在肌腱與骨骼接觸的部位或骨膜；手肘肌腱炎和骨盆歪斜都是慢性炎症的例子。

肌肉不穩定

依照代謝特點，肌肉可分為張力型（tonic）和相位型（phasic）：前者較短，擁有持久力；後者較長，擁有力量。身體經年累月地承受體重，加上重複性的動作以及姿勢不良，張力型肌肉的纖維變粗，而相位型肌肉則逐漸萎縮，進而使關節附近的肌肉開始變得不穩定，像是胸帶、骨盆、肩膀，或脊柱各個部位的肌群。

◀ 傷疤。

▼ 直排輪選手的膝蓋受傷了。

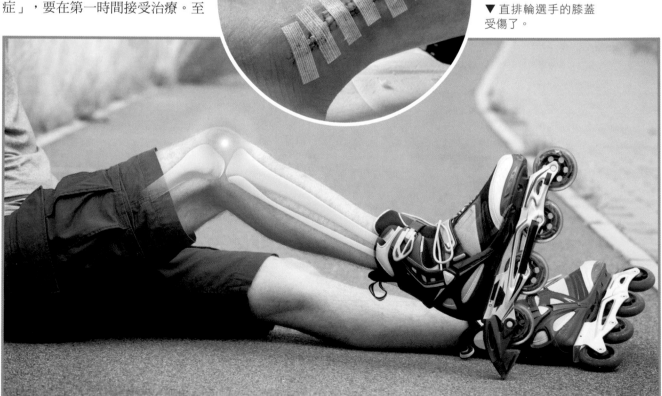

激痛點和肌筋膜痛症候群

激痛點是肌肉「打結」處，讓肌纖維抽筋的小地方（摸起來有硬塊），會產生痛感，且痛楚會延及其他部位，連離得很遠的部位也會因此感到疼痛。

激痛點的原因可能來自重複離心動作所帶來的收縮緊張，一再進行最大／亞最大的體能活動，其中包括工作、休閒或體育性質的活動，讓肌肉在運動以後沒有獲得適當休息，無法進行調適。

治療激痛點要以增加體內的營養攝取及灌流為目的，進而減低超量的緊張和痛楚，藉此增加運動能力，恢復健康。

疤痕和纖維化的筋膜組織

若一直沒有妥善治療的傷處，會因而產生疤痕、僵硬和慢性炎症，促使結締組織累積過多的膠原蛋白，進而失去彈性。膠原蛋白的「凝塊」會降低關節的活動力（包括大型動作和小型動作），逐漸減少關節的長期功能。

嵌制症候群

神經或血管被夾住的情形可能發生在很難按摩的部位，也可能是一個由好幾層組織堆積的部位，或者這個部位累積了過多的壓力。這時，血管或神經裡面的流量減少，影響原本需要灌流或鏈接的部位，使得整體效能一起下降。腕隧道症候群和膝蓋窩的夾擠症，都是這類病變的例子。

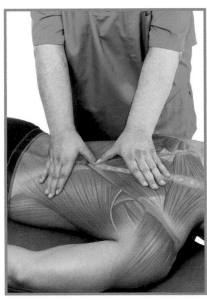

▲ 按摩激痛點的手法。

風濕性關節病變

骨關節炎和風濕性關節炎都是關節方面的毛病，皆會產生炎症、軟骨退化和骨質化反應。骨骼與骨骼之間的空隙縮小，骨骼歪斜，不但阻尼能力降低，連關節活動的幅度都變小。目前我們還不知道關節軟骨會退化的確切原因，但是一定與關節受力不均有關，另外也包括免疫系統混亂（無法正確辨識自身的組織），甚至要考慮環境毒素、以前帶來的感染問題和其他原因。

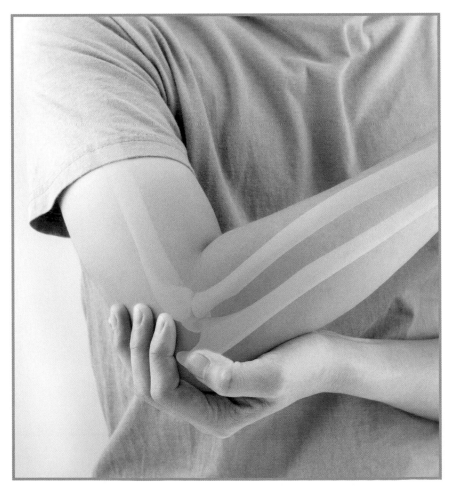

▲ 肘部的風濕性關節炎。

常見的動力式運動傷害

足底筋膜炎

　　賽跑或跳躍時，腳要不斷地重複彈起和著地的動作，壓力都集中在腳底的筋膜，因為它是負責穩定腳板的結構。壓力會集中在腳踝的部位或聚集在第一隻腳趾底部，因此局部腫脹、發炎的現象在筋膜與骨膜連接的地方，最為明顯。這是很難痊癒的傷害，容易演變成鈣化問題，最後讓骨骼變形。使用肌筋膜按摩手法和關節活動技巧，可有效治療這種傷害。

阿基里斯腱肌腱炎

　　阿基里斯腱或小腿三頭肌負

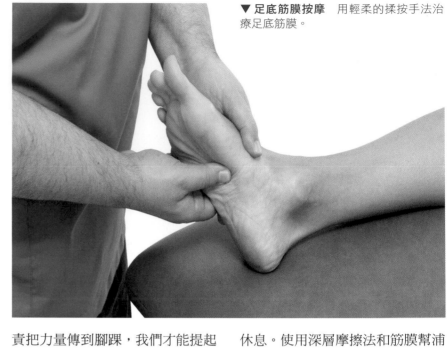

▼ 足底筋膜按摩　用輕柔的揉按手法治療足底筋膜。

責把力量傳到腳踝，我們才能提起腳。跑跳的時候，我們要一直重複這些動作，使得肌肉 - 肌腱與肌腱 - 骨骼兩種聯結部位，承受極大的壓力，因此開始發炎。

　　阿基里斯腱的肌腱炎是一種頑疾，容易轉為慢性病，因為我們需要一直使用阿基里斯腱，無法確實給予該部位適當的

休息。使用深層摩擦法和筋膜幫浦法，可有效治療這種傷害。

脛前肌腔室症候群

　　脛前肌來自脛骨前面的骨膜。這條肌肉在腳跟著地的時候，發生阻尼作用藉以保護腳。如此重複拉扯骨膜，會在這個無法展開的肌腔室裡面產生炎症。小腿正面的血管和神經會因此壓縮，使得小腿無力。按摩肌筋膜的手法能建立空間，緩解被壓縮的腿部。

跳躍膝

　　運動員一次又一次地重複跳躍時，四頭肌肌腱或髕骨韌帶都會因此過度受壓（壓力來自踝 - 膝 - 髖，三合一的拉伸機制）。肌腱炎一般會發生在脛前粗隆或結節的上端，會有又痛又麻的感覺，甚至喪失原來的功能；這些是重複性的傷害，若沒有治療根本問題，可能會轉變成慢性病。不過橫摩式的深層按摩，對其有極佳的紓緩效果。

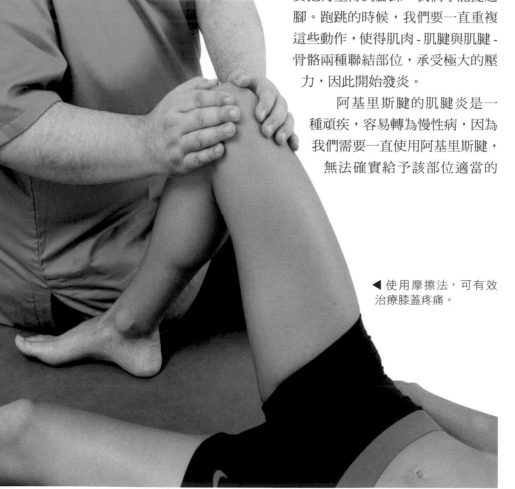

◀ 使用摩擦法，可有效治療膝蓋疼痛。

髕骨軟骨軟化症

這是關節軟骨因髕骨退化所導致的疾病。髕骨被四頭肌拉扯,過度往股骨夾擠,股骨與脛骨的角度促成 X 腿型,進而使四頭肌把髕骨往外拉。如此,當膝蓋多次重複過度伸展時,就會產生異常壓力。當身體要承受過大的體重、或要負重移動(蹲著移動身體),或是本身就有 X 腿的問題,其髕骨的傷勢就會越來越嚴重。

這種軟骨軟化症的療程包括運動療法、姿勢再教育,外加服用膠原蛋白。另外,可配合按摩治療手法,以提升滋養關節軟骨的能力。

下背痛

下背痛的意思就是「腰痛」。腰痛的痛源多元,許多不同的組織都可能是腰痛的源頭。痙攣、椎旁纖維斷裂或脊椎韌帶扭傷,都可能導致下背痛。椎間盤斷裂或脫出(髓核脫出纖維環)也會產生下背痛,甚至造成腰背痛。椎間盤脫出惡名昭彰,因此往往成為腰痛的「主因」。但是,骨關節炎、風濕性關節炎,或者一些像肺結核和癌症的病症,也有可能是腰痛的原因。因此,我們要根據下背痛的實際原因,給予不同的治療方法。

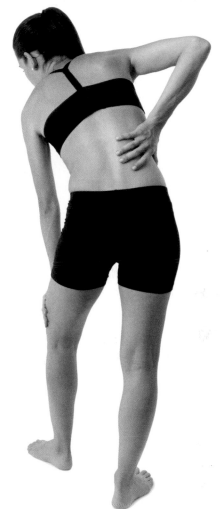

▲ **下背痛** 用力以後可能發生腰痛;這是腰痛的標準動作。

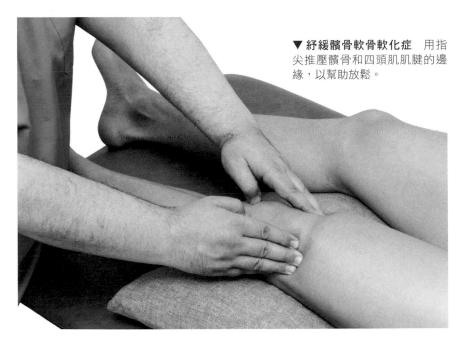

▼ **紓緩髕骨軟骨軟化症** 用指尖推壓髕骨和四頭肌肌腱的邊緣,以幫助放鬆。

注意事項

◆ 運動傷害發生時,必須立刻採取行動,讓身體更容易恢復。目前流行的復健方法,不像過去是以傳統的休息為主,而是採取積極的康復理念(運動加訓練),根據患者能夠忍受的程度進行動態復健,提升患處功能。另外,也提倡檢視體育運動所需的器材,包括注意技術動作的施展方式。

動力式 VS. 操作式

我們做任何動作,都要依靠肌筋膜組織激發關節轉動,才能促成某種運動模式。也就是說,我們的動作來自一些臨時建構的肌肉收縮活動。

如果我們移動身體,做出跳躍或跑步的動作,這就是所謂的動力式運動。反之,操作式運動則是指敲、踢、撿等移動物體的動作,它們移動身體的某些部位,但全身卻沒有移動位置。

不論是動力式或操作式動作,都需要健康的肌筋膜才能完成。

常見的操作式運動傷害

腕隧道症候群

這種傷害是正中神經被嵌制，所引起的問題。手掌的屈肌支持帶位於手腕內面，能包覆和控制前臂肌群的肌腱。

用手重擊某物（排球的殺球動作或者籃球的拍球動作）、抓住球拍柄或是把手腕緊緊壓在桌面（使用滑鼠的動作）都會讓肌腱和支持帶逐漸纖維化，開始增厚，最後阻礙神經通道。被鉗制的神經會感到麻、痛，而且肌肉無力。

為了預防腕隧道症候群，我們要採取積極手段，像是按摩手腕，幫助放鬆；局部休息；還有伸展運動。最好的徒手治療方法，則是活動手腕的骨骼、活動軟組織、活動正中神經和手腕的屈肌肌腱。

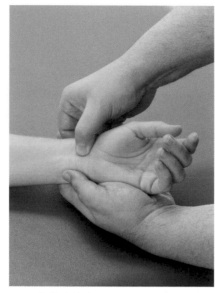

▲ 用摩擦法按摩手腕，可有效治療腕隧道症候群。

▼ 治療下髁炎要用手掌施展幫浦法，放鬆前臂。

肱骨外上髁炎

前臂內側的肌群來自下髁骨，而外側的肌群來自上髁骨，兩者都位於手肘附近，先後指的是屈肌和伸肌，前者參與往前打的力量（下髁），而後者參與反手打擊的動作（上髁）。

使用一支球拍或一根高爾夫球桿擊打一顆球的時候，敲擊的力量成為壓力，振動肌肉源頭的肌腱；而反復打擊會過度增加壓力，造成腫痛，連手掌都會受到影響。因此，下髁炎或中髁炎一般都被稱為高爾夫球肘，而上髁炎被稱為網球肘。橫摩法和肌筋膜伸展法，是以上慢性炎症的主要治療法。

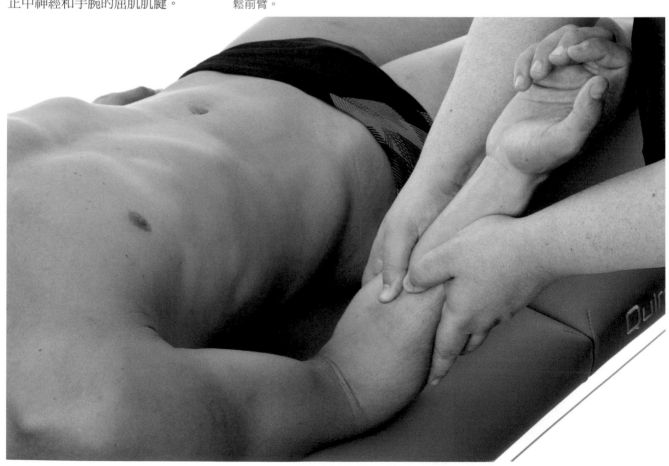

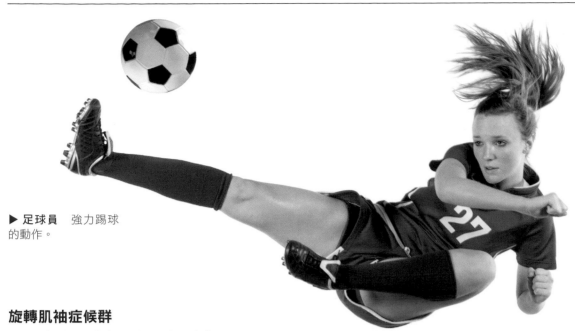

▶ **足球員** 強力踢球的動作。

旋轉肌袖症候群

肩膀的肌肉包覆肱骨頭,形成所謂的旋轉肌袖。這些肌肉的肌腱穿過狹窄的肌骨隧道,一旦受壓,就會發炎。讓這個部位緊張的動作包括出拳打擊、排球的殺球動作、網球的開球動作,還有柔道的地面絞技。

最常受到旋轉肌袖症候群影響的部位有棘上肌腱、二頭肌的長頭(肌腱炎)和肩峰下黏液囊(黏液囊炎)。常見的症狀除了受傷的組織會疼痛外,動作幅度也會受到限制,甚至喪失正常功能。肩痛的診斷要靠臨床症狀,可用關節活動法治療,也可以在發炎的地方使用深層橫摩法。

骨盆歪斜

這種傷害指的是大腿的內屈肌肌腱深處(肌腱接骨膜的部位)發炎的現象。髖部的內屈肌與屈肌參與賽跑的動作,也能改變跑的方向以及進行傳球(足球)。骨盆受到各方不穩定的力量衝擊而發炎,所帶來壓力的肌肉包括腹肌、內屈肌和腹斜肌。運動員多次重複一樣的動作,使得內屈肌嵌入骨膜的部位受壓、發炎,然後產生局部性疼痛。痛感往骨盆蔓延,繼續痛到大腿,甚至髖部也會發炎、活動度受限,不能再重複進行機械性動作。而這種傷害的治療手法包括髖部關節活動、伸展運動和肌腱橫摩。

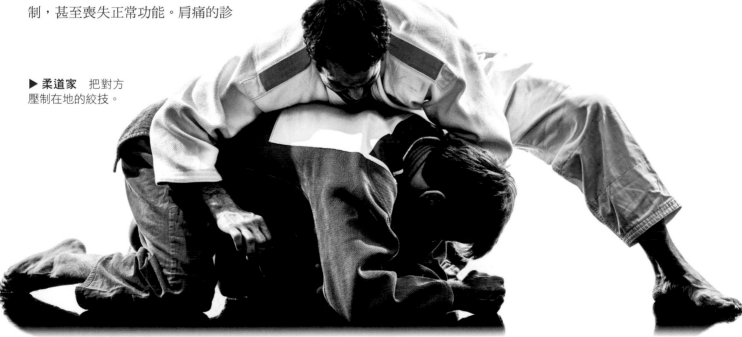

▶ **柔道家** 把對方壓制在地的絞技。

名詞介紹

A

活化、激發〔神經〕（Activation〔nerve〕）：中樞神經系統發出強大需求（持續性）的微量刺激。

止痛（Analgesi）：紓緩或減少疼痛感。

主動排毒（Active detoxification）：運動後進行輕柔緩和的護心運動（最大攝氧量 VO2 在 40-60%），加上靜態伸展運動。這些運動能夠幫助血液循環、新陳代謝和肌肉張力，讓體能恢復正常。

B

生物化學（Biochemic）：專門研究生物化學結構的一門科學。

生物力學（Biomechanic）：以研究生物功能為目的，把機械動力理論運用在生物的一門學問。

C

痙攣（Contracture）：肌纖維長時失去自主性，保持收縮狀態，顯得阻力強大、非常僵硬。

皮質醇（Cortisol）：腎上腺在遇到壓力時所分泌的類固醇荷爾蒙。

耦合關係（Couple relationship）：因為外力而產生的非自主性動作。

D

皮節（Dermatome）：皮膚部位，能接收來自脊髓神經的感覺纖維。

E

外翻（Eversion）：腳往外側旋轉，腳的外緣也跟著掀起。

細胞外基質（Extracellular matrix）：聚在細胞外的一些物質。它們形成一種組織，把細胞「浸泡」在裡面。

F

纖維化（Fibrosis）：結締組織增厚、縮短的現象。組織纖維化的原因一般不是受傷就是發炎。

碎形（Fracta）：幾何物體的基本結構來自零碎或看似粗糙的部分構造。每一個部分都重複一樣的特性，在不同規格層面上不斷重複。

H

整體論（Holism）：一種知識論和研究方法，整個觀點提出系統與其中的每一部分都要進行一體性的分析，不能單方面地分開研究這些部分。

I

抑制（Inhibition）：身體的正常功能因為心理、生理或化學因素而減低或停止。

固定（Immobilization）：利用矯正器具（夾板、石膏、繃帶等）限制受傷的骨骼或關節，不讓它們移動的技巧。

醫源病（Iatrogenic）：醫生誤診的副作用，有的時候會因此產生其他病變或發生不利的狀況。

K

奇柏爾皮膚褶皺試驗（Kibler's Skin Fold Test）：在皮膚褶皺的部位使用提拿滾動法，以診測感覺特別痛的部位。測驗方法是順著皮節的方向，從斜面移動皮膚皺褶。

運動感覺（Kinesthesia）：一個人對運動產生的感覺，可視為他的空間定位的能力。另外，這也是一門科學，專門研究人類的動作。

L

韌帶（Ligament）：與骨膜連接的纖維化紐帶。韌帶堅實、有韌性，它把骨骼連起來組成關節。

淋巴排毒〔徒手按摩〕（Limphatic drainage〔manual〕）：按摩技巧，能在淋巴系統表層起作用，促進消腫（消除水腫）。

淋巴腺（Limphatic node）：一種腺體結構，屬於淋巴系統的一部分，能集結成串，特別集中在頸項、腋窩和鼠蹊等部位。

M

力學傳遞路徑（Mechanotransduction）：細胞受到機械刺激開始傳輸信息的過程。這個過程把力學刺激轉換為化學列式，而改變了胞膜。胞膜經過力化轉變，開始尋找能夠助其適應的介質。

動作形態 / 運動模式（Movement pattern）：屬於某種基本動作。我們從運動形態發展出其它的動作技巧。

肌內高張力（Muscular hypertonia）：休息的時候，肌肉仍然保持在非常緊繃的狀態。

N

神經胜肽（Neuropeptide）：由兩個以上的氨基酸合成的微小分子。大腦突觸在傳導過程中產生神經胜肽。

傷害感受器的反應（Nociceptive reaction）：人體內部或外部的器官受到傷害會激發受到損傷的訊

息，由此產生疼痛的感覺。人體會對急性疼痛或慢性疼痛做出反應。

O

骨贅（Osteophyte）：俗稱「骨刺」。骨骼組織的病態增生，在骨骼的外表會長出形狀明顯的硬結。

整骨療法（Osteopathy）：這是科學化的徒手治療方法，主要概念把人做為一個整體進行診療。也就是說，它的理念認為人體所有的系統都互相牽連，因此任何一個部位有不適或限制會影響其他部位。

超量代償（Overcompensation）：身體面對壓力特有的反應。這是為了能夠建構基本適應力。

P

自我認知威（Proprioception）：意指讓身體知道肌肉的位置，其功能包括感覺整個身體的大約位置。

R

復發（Relapse）：病好了以後，沒經過多久，再度出現同樣的病痛。

反射動作（Reflex）：面對某些刺激，產生非自主性的自動回應動作。這種反應一般會產生一個動作，雖然有的時候也可能激發某個腺體分泌激素。

S

痙攣（ Spasm）：肌肉纖維持續做不自主性的急劇收縮。

系統性（Systemic）：涵蓋系統的整體性，包括相對、相近或相關的一切。

T

肌腱變性（Tendinosis）：一般稱為「肌腱炎」，指的是肌腱細胞累積微小的創傷，在沒有發炎的情況下轉為慢性退化的病變。

張拉整體〔系統〕（Tensegrity〔 system 〕）：指壓力整合或綜合性的壓力。這是一種結構規則，以張力網裡面的個別緊縮部位為基礎，每個緊縮部位堅守崗位，沒有摩擦，在它們之間有一些受到牽拉的組織，不但把它們聯繫起來，也限制了整個系統所占據的空間。

閾值／門檻值（Threshold）：在生理學，這代表最低限度。在閾值之下不會產生某些狀況。

V

管線／血管（Vascular）：指血管或其他動植物內部的管線，裡面有血液或其他液體流動。

血管擴張（Vasodilation）：血管因肌纖維放鬆而口徑增大。

血管收縮（Vasoconstriction）：血管因肌纖維收縮而口徑縮小。

Z

小魚際（hypothenar）：手掌小指運動肌肉最凸出的部位。

大魚際（thenar）：手掌裡面的一塊水滴形肌肉，位於拇指根部。

參考書目

Andrade, C-K. *Masaje basado en resulta-dos*. Editorial Paidotribo, 2004.

Benjamín, B. *Listen to your pain*. Group Penguin Books, 1984.

Biel, D. *Guía topográfica del cuerpo humano*. Editorial Paidotribo, 2016.
Bosco, J. *Danza y medicina*. Librería deportiva Esteban Sanz S.L., 2001.

Bienfait, M. *Bases elementales técnicas de la terapia manual*. Editorial Paidotribo, 2008.

—— *La reeducación postural por medio de las terapias manuales*. Editorial Paidotribo, 2005.

Biriukov, A. *Masaje deportivo*. 4.ª edición. Editorial Paidotribo, 2003.

Bossy, J. *Bases neurobiológicas de las reflexoterapias*. Editorial Masson, 1985.

Busquet, L. *Las cadenas musculares* (tomos I, II, III y IV). Editorial Paidotribo, 2006-2007.

Cardinali, D. P. *Manual de neurofisiolo-gía*. Ediciones Díaz de Santos, 1991.

Curtis-Barnes. *Invitación a la biología*. 5.ª edición. Editorial Médica Panamerica-na, 2006.

Chaitow, L. *Terapia manual: valoración y diagnóstico*. McGraw-Hill Interamerica-na, 2001.

—— *Técnica neuromuscular*. Ediciones Bellaterra S.A., 1981.

Dolto, B. *Cinesiterapia práctica*. Editorial Paidotribo, 1995.

Franscoo, P. *Examen clínico del paciente con lumbalgia, compendio práctico de reeducación*. Editorial Paidotribo, 2003.

Fritz, S. *Fundamentos del masaje terapéu-tico*. Elsevier, 2005.

García Vilanova, N. *La tonificación mus-cular, teoría y practica*. Editorial Paidotri-bo, 2016.

Geneser, F. *Histología*. 3.ª edición. Edito-rial Médica Panamericana, 2000.

Gladman, G. *El masaje en el deporte*. 4.ª edición. Editorial Síntesis, 1961.

Guirao, M. *Anatomía de la consciencia, neuropsicoanatomía*. 2.ª edición. Editorial Masson, 1997.

Heiman, F. *Compendio de terapia ma-nual*. Editorial Paidotribo, 2006.

Hilde, S. *Fisioterapia, teoría y registro de hallazgos*. Editorial Paidotribo, 2003.

Howse, J. *Técnica de la danza y preven-ción de lesiones*. Editorial Paidotribo, 2002.

Ingberg, D. *The architecture of the life*. *Scientific american*. Jan 1998.

Kaltenborn. *Fisioterapia manual. Colum-na vertebral*. 2.ª edicion en español. McGraw-Hill Interamericana, 2004.

—— *Fisioterapia manual. Extremidades*. 2.ª edicion en español. McGraw-Hill Interamericana, 2004.

Kuprian. *Sport et physiothérapie*. Edito-rial Masson, 1987.

Le Boulch, Jean. *Hacia una ciencia del movimiento humano*. Paidós, 1984.

Lloret, M. *Anatomía aplicada a la activi-dad física y deportiva*. Editorial Paidotri-bo, 2000.

Llusá, M. - Meri, A. *Manual y atlas fotográ-fico de anatomía del aparato locomotor*. Editorial Médica Panamericana, 2004.

Montagu, A. *El sentido del tacto, co-municación humana a través de la piel*. Colección Aurion, Aguilar, 1981.

Myers, T. *Vías anatómicas. Meridianos miofasciales para terapeutas manuales y del movimiento*. Elsevier Churchill Livingstone, 2014.

Orozco, L. *Tecnopatías del músico. Introducción a la medicina de la danza*. Editorial Aritza, 1996.

Paoletti, S. *Las fascias. El papel de los tejidos en la mecánica humana*. Editorial Paidotribo, 2004, 2013.

Pérez-Caballer. *Patología del aparato lo-comotor en ciencias de la salud*. Editorial Médica Panamericana, 2004.

Pilat, A. *Terapias miofasciales: Inducción miofascial. Aspectos teóricos y aplicacio-nes prácticas*. Mcgraw-Hill Interamerica-na, 2003.

Piret y Beziers. *La coordinación motriz*. Masson, París, 1971.

Rasch-Burke. *Kinesiología y anatomía aplicada*. 6.ª edición. Editorial El Ateneo, 1986.

Riggs, A. *Masaje de los tejidos profundos. Guía visual de las técnicas*. 2.ª edición. Editorial Paidotribo, 2015.

Solé y Forn, J. *Terapéutica física. Masaje terapéutico*. Tobella y Costa Impresiones, Barcelona, 1906.

Souchard, Ph. *Principios de la reeduca-ción postural global*. Editorial Paidotribo, 2012.

—— *Reeducación postural global*. Mono-gráfico n.º 4. Edita I.T.G. Bilbao, 2003.

—— *Stretching global activo* (tomos I y II). Editorial Paidotribo, 2016.

S. Butler, D. *Movilización del sistema nervioso*. Editorial Paidotribo, 2009.

Stecco, L. *Atlas of physiology of muscular fascia*. Piccin Nuova Libraria S.p.A., 2016.

Viel, E. *Diagnóstico fisioterápico, concepción, realización y aplicación en la práctica libre y hospitalaria*. Editorial Masson, 1999.

Viladot Voegeli, A. *Lecciones básicas de biomecánica del aparato locomotor*. Editorial Masson, 2004.

—— *Lecciones sobre patología del pie*. Ediciones Mayo, 2011.